症例写真でエクササイズ

DESIGN-R® 2020

褥瘡状態評価スケール

つけ方マスター

編著 田中マキ子　栁井 幸恵

照林社

臨床から学ぶ大切さ

この度、改訂DESIGN-R®2020に関する「つけ方」についての本を、多くのWOCNのみなさまのお力をお借りして、上梓できました。この書籍を手がけたいと考えた理由は、臨床症例を検討する楽しさや有意義感について、読者のみなさまと共有したいという思いが強く、何よりも症例が教えてくれることの大切さを痛感したからです。

新型コロナウイルス感染症が蔓延する前、私たちは、山口県のWOCNのメンバーを中心に、月に1度、症例を持ち寄り勉強会を開いていました。その場は、日々の実践での出来事を語り、みんなで励ましあう場であったり、学会発表前のプレ発表としての練習場であったり、時には業者さんに来ていただいて製品等を説明してもらう場でもありました。そして何よりも、症例検討を通して、それぞれのメンバーが自らの力を高めていく場になっていました。車で1時間ほどかかる場所に、夕方仕事を終えて駆けつけてこられるみなさんの顔は一様に明るく、けっして義務感から参加されている様子はありませんでした。「この勉強会、負担じゃない？」「疲れていて、大変じゃない？」といつも私は心配しましたが、メンバーは、生き生きとした表情で参加してくださいました。「この勉強会をみんながこんなに楽しみにしてくれている背後には、何があるのだろう？」と考えました。その答えは、患者さんの"創"に対して、さまざまな思考や方法で検討してきた経験から得られた「知の共有化」にあるのだと思います。

この勉強会の経験から、症例を通して学ぶことの大切さを痛感しました。そして、改訂DESIGN-R®2020に基づく採点方法を真に理解し、評価の熟度を上げていくためには、多くの症例を通して、どのように観察・評価しているかという思考過程を可視化することが重要だと思いました。創の何をどのように観ているのかを言葉で表現することがとても大事なことだと思ったのです。それは、WOCNの資格をもつ看護師であっても、資格を有さない一般の看護師であっても、共通する大事な事柄であると考えます。

この本は、みなさまがご自分で、あるいはグループの勉強会で使用していただく際にも役立つでしょうし、先輩が後輩に指導するときには特に有効に使えると思います。そのため、中堅からベテランの域に達したWOCNのみなさまが経験されてきた症例を、できるだけ多く提供していただきました。誌面の写真をもとにした検討であるため、創を立体的に捉えづらいという限界はありますが、DESIGN-R®2020の変更点や採点上の留意点等について、十分ご理解いただけると考えています。読み進むうちに、「あれ？　ここの採点方法、勘違いしていた」なんてことに気づかれるかも知れません。

本書を通して、改訂ポイントについて理解を深めていただき、症例から学ぶことの大切さと楽しさを一緒に味わっていただきたいと思います。本書がみなさまの実践の羅針盤となることを、筆者の代表として願うばかりです。

令和5年 酷暑の夏に

田中マキ子

CONTENTS

Part

4　褥瘡の経過を追って継続アセスメント

装丁：山崎平太（ヘイタデザイン）

本文イラスト：さとうりさ、今﨑和広

本文DTP：明昌堂

編著者一覧 (敬称略)

編 著

田中マキ子　　山口県立大学 学長/大学院 教授

栁井幸恵　　綜合病院山口赤十字病院 看護部 師長、皮膚・排泄ケア特定認定看護師

執 筆 (掲載順)

仲上豪二朗　　東京大学大学院医学系研究科 健康科学・看護学専攻
　　　　　　　　老年看護学/創傷看護学分野 教授

貝川恵子　　川崎医科大学附属病院 褥瘡対策室、皮膚・排泄ケア認定看護師

山中なみ子　　独立行政法人地域医療機能推進機構下関医療センター 看護部、
　　　　　　　　皮膚・排泄ケア特定認定看護師

藤重淳子　　地方独立行政法人下関市立市民病院 看護部、皮膚・排泄ケア認定看護師

小林智美　　社会医療法人河北医療財団 河北総合病院 看護統括部、皮膚・排泄ケア特定認定看護師

内山啓子　　スペアポケット株式会社、皮膚・排泄ケア認定看護師

清藤友里絵　　東邦大学医療センター佐倉病院 看護部、皮膚・排泄ケア特定認定看護師

谷　明美　　独立行政法人国立病院機構千葉医療センター 看護部、皮膚・排泄ケア特定認定看護師

DESIGN-R®2020 褥瘡経過評価用

カルテ番号（　　　　　　　　　　）
患者氏名　（　　　　　　　　　　）

月日　／　／　／　／　／　／　／

Depth*1　深さ　創内の一番深い部分で評価し、改善に伴い創底が浅くなった場合、これと相応の深さとして評価する					
d	0	皮膚損傷・発赤なし	D	3	皮下組織までの損傷
				4	皮下組織を超える損傷
	1	持続する発赤		5	関節腔、体腔に至る損傷
				DTI	深部損傷褥瘡（DTI）疑い*2
	2	真皮までの損傷		U	壊死組織で覆われ深さの判定が不能

Exudate　滲出液					
e	0	なし	E	6	多量：1日2回以上のドレッシング交換を要する
	1	少量：毎日のドレッシング交換を要しない			
	3	中等量：1日1回のドレッシング交換を要する			

Size　大きさ　皮膚損傷範囲を測定：[長径（cm）×短径*3（cm）] *4					
s	0	皮膚損傷なし	S	15	100以上
	3	4未満			
	6	4以上　　16未満			
	8	16以上　　36未満			
	9	36以上　　64未満			
	12	64以上　100未満			

Inflammation/Infection　炎症/感染					
i	0	局所の炎症徴候なし	I	3C*5	臨界的定着疑い（創面にぬめりがあり、滲出液が多い。肉芽があれば、浮腫性で脆弱など）
	1	局所の炎症徴候あり（創周囲の発赤・腫脹・熱感・疼痛）		3*5	局所の明らかな感染徴候あり（炎症徴候、膿、悪臭など）
				9	全身的影響あり（発熱など）

Granulation　肉芽組織					
g	0	創が治癒した場合、創の浅い場合、深部損傷褥瘡（DTI）疑いの場合	G	4	良性肉芽が創面の10%以上50%未満を占める
	1	良性肉芽が創面の90%以上を占める		5	良性肉芽が創面の10%未満を占める
	3	良性肉芽が創面の50%以上90%未満を占める		6	良性肉芽が全く形成されていない

Necrotic tissue　壊死組織　混在している場合は全体的に多い病態をもって評価する					
n	0	壊死組織なし	N	3	柔らかい壊死組織あり
				6	硬く厚い密着した壊死組織あり

Pocket　ポケット　毎回同じ体位で、ポケット全周（潰瘍面も含め）[長径（cm）×短径*3（cm）]から潰瘍の大きさを差し引いたもの					
p	0	ポケットなし	P	6	4未満
				9	4以上16未満
				12	16以上36未満
				24	36以上

部位　[仙骨部、坐骨部、大転子部、踵骨部、その他（　　　　　　　　　　　　）]　　　合計*1

© 日本褥瘡学会

*1　深さ（Depth：d/D）の点数は合計には加えない
*2　深部損傷褥瘡（DTI）疑いは、視診・触診、補助データ（発生経緯、血液検査、画像診断等）から判断する　http://www.jspu.org/medical/design-r/docs/design-r2020.pdf
*3　"短径"とは"長径と直交する最大径"である
*4　持続する発赤の場合も皮膚損傷に準じて評価する
*5　「3C」あるいは「3」のいずれかを記載する。いずれの場合も点数は3点とする

DESIGNツールの
進化を振り返る

褥瘡状態評価スケールDESIGNの進化：なぜDESIGN-R®2020になったか

田中マキ子

わが国で褥瘡治療・ケアを行うすべての職種が活用しているDESIGNスケールが、「誰もが使用できる信頼されたスケール」へと進化してきた過程を振り返ってみましょう。

「DESIGN」スケールは、①褥瘡の重症度診断、治癒経過の数量化が可能であること、②各項目で治癒への介入や創面のモニタリングができること、③臨床現場で統一した簡便なツールとして機能すること、④グローバルスタンダードの評価に堪えうることをめざして、2002年に日本褥瘡学会で開発されました。

当時、世界中に多くの褥瘡を評価するスケールがあり（図1）、治癒過程を評価する代表的なスケールもいくつかありましたが、それぞれに一長一短がありました（表1）。こうした課題への対応として、上述した4つを目標に開発されたのがDESIGNスケールです。河合氏は、DESIGNのモニタリング機能について検討しており、「DESIGNは、わかりやすく、しかも褥瘡の創状態の変化のモニタリングが可能なすばらしいスケールである」と述べています[1]。

「信頼性」「妥当性」の観点からさまざまな検証が行われた

スケールが「よいスケール」であると評価されるためには、「確からしさ」が必要要件になります。「確からしさ」は、「信頼性」や「妥当性」から検証されます。2002年版DESIGNでは、表2に示すようなさまざまな検証が行われました。筆者は、偶然にも信頼性の検証に被験者として参加した経験があります[2]。基準者・評定者の看護職計7名

図1 ● 褥瘡にかかる各種スケール

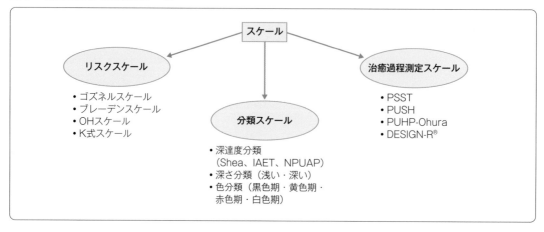

表1 ● 褥瘡治癒過程スケールの概要

スケール名	概要	課題点
PSST（Pressure Sore Status Tool）	・1990年、Bates-Jensenにより開発 ・サイズ、深さ、創縁、ポケット、壊死組織のタイプ、壊死組織の量、滲出液のタイプ、滲出液の量、創周囲皮膚の色、周囲組織の浮腫、周囲組織の硬結、肉芽組織、表皮化の13項目で判定	・評価スキルが必要となり専門家でないと評価困難な場合がある ・項目が多いため評価に時間がかかる ・評価項目の中には創傷治癒との関係がさほど深くない項目や表現が不明瞭な項目がある
PUSH（Pressure Ulcer Scale for Healing）	・1997年開発、改良が重ねられる ・表面積、滲出液の量、組織のタイプの3項目で判定 ・評価項目が少ないためきわめて簡便	・著作権はNPUAPにあるためユーザー登録をしなくてはならない ・滲出液の性状やポケットの項目がないため創を十分に観察評価できない ・創の面積や滲出液の減少が必ずしも褥瘡治癒過程と一致しない
PUHP（Assessment of Pressure Ulcer-Healing Process）-Ohura	・1999年に大浦らにより開発 ・滲出液の量、感染性炎症、壊死組織、深さ、肉芽組織、創辺縁、上皮形成、ポケット、潰瘍の表面積の9項目で判定	・評価項目が多く、感染性炎症などの評価に専門性が要求される

　の一致率（単相関係数）について、写真褥瘡と実際の臨床褥瘡で検討しました。この7名は、創傷ケアを熟知、臨床経験はあるけれど、褥瘡ケアの経験を有する・有さない等、さまざまな背景の方々でした。

　既存スケールとの比較では、PUSH；r＝0.99、DESIGN；r＝0.98、PUHP；r＝0.98、PSST；r＝0.97といずれも高い一致率でした。測定にかかわる時間では、PUSH；39.9秒、DESIGN；2.6分、PUHP；3.4分、PSST；3.8分となり、ある程度の測定項目がありながらも短い時間でDESIGNスケールは評価できていました。この検証に加わり、DESIGNスケールを使い評価するたびに、何をどう観察しなくてはならないのかについても学習が進み、「このスケールには、教育効果もある」と感じたことが思い出されます。

　この表に示したさまざまな検証を経て、DESIGNスケールは現在の精度に達したと言えます。しかし、開発された当初には、①スコア化した場合、その評点を正当に評価するためには評価項目の創傷治癒における重要度を検討する必要があること、②壊死組織、肉芽組織の評価でばらつきがみられること、③炎症と感染を一項目にまとめたことへの異論等の課題が指摘されていました。そこで、これらの課題について検討し続け、より確かで信頼性・妥当性を高めるためにスケールとして進化を続けてきました。

表2 ● 2002年版DESIGNの検証状況

信頼性 評定者間信頼性	評定者間信頼性　r=0.91 真田弘美, 他：「DESIGN」－褥瘡アセスメントツールとしての信頼性の検証. 褥瘡会誌 2002；4（1）：8-12.
妥当性 内容妥当性	エキスパートによるコンセンサスメソッドにより作成 森口隆彦, 他：「DESIGN」－褥瘡の新しい重症度分類と経過評価ツール. 褥瘡 会誌 2002；4（1）：1-7.
併存妥当性	PSSTとの相関　r=0.91 Sanada H, et al：Reliability and validity of DESIGN, a tool that classifies pressure ulcer severity and monitors healing. J Wound Care 2004；13（1）：13-18.
構成概念妥当性	褥瘡の治癒過程に従い総点が減少する 松井優子：褥瘡状態判定スケールDESIGNの臨床における妥当性の検討. 修士論 文（金沢大学大学院医学系研究科保健学専攻, 平成16年1月）
予測妥当性	未検証

立花隆夫, 松井優子, 須釜淳子, 他：学術教育委員会報告－DESIGN改訂について. 褥瘡会誌 2008；10（4）：587. より引用

DESIGNからDESIGN-R®に、そしてDESIGN-R®2020への経緯

　2006年からは、スケールとしては重要となる重みづけの検討（DESIGN改訂に向けて）の分析疫学的研究がスタートしました。後ろ向き調査では2,598症例が、前向き調査では1,003例が調査対象となり、2008年に「rating」（評価、評点）の頭文字をつけた「DESIGN-R®」に改訂されました。この調査では、高齢者症例が多い施設や大学病院等からの症例と検討症例の偏りが懸念されたため、年齢や施設の種類も調整変数として検討され、重みづけへの検証が行われました。その結果、このときの改訂では、深さの数値は重み値には関係しないことが結論づけられ、「D」と「ESIGN」の間に「-（ハイフン）」を入れて表記し、Dの点数は合計点に含めないことになりました。

　その後、「持続する発赤のサイズ測定に関する説明文の追加」等が行われ、最新の2020年の改訂で、「深部損傷褥瘡（deep tissue injury：DTI）疑い」と「臨界的定着（クリティカルコロナイゼーション）疑い」が加えられました（図2）。これは、医療機器開発の進化や侵襲が少なく行えるベッドサイドでの検査機器・キット等が開発されたことで、「深部損傷褥瘡（DTI）疑い」と「臨界的定着疑い」の測定・評価が、患者に対する侵襲を少なくして可能になった点が大きいと言えます。

　また、この改訂では『褥瘡予防・管理ガイドライン（第4版）』の記載との相違を考慮するという意味合いもありました。2015年に出されたガイドラインにおいて、「CQ1.2 深部損傷褥瘡（DTI）が疑われる場合、どのような外用薬を用いたらよいか」や「CQ2.2 深部損傷褥瘡（DTI）が疑われる場合、どのようなドレッシング材を用いたらよいか」が取り上げられました。また、「CQ1.12 臨界的定着により肉芽形成期の創傷治癒遅延が疑われる場合、どのような外用薬を用いたらよいか」や「CQ2.10 臨界的定着により肉

図2 ●褥瘡状態評価：DESIGN改訂の過程

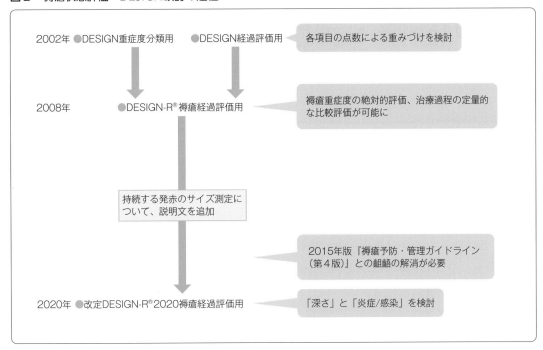

芽形成期の創傷治癒遅延が疑われる場合、どのようなドレッシング材を用いたらよいか」も取り上げられました。これらの状態がDESIGNスケール等で評価できないと、ガイドラインとDESIGNスケールとの間で「齟齬」が生まれることも十分に考慮されました。

　そこで、検討のためのワーキンググループが組織され、ガイドラインとの整合、用語の定義との関係、さらに臨床での評価方法の状況等、さまざまな点から検討し、学会員からのパブリックコメント等を経てDESIGN-R®2020として改訂に至りました。

　こうした過程を経て、世界に評価されるDESIGNは、臨床において使いやすく・信頼性・妥当性が高いスケールとして、さらなる進化への余白を残しつつ、動的に変化しています。

引用文献
1. 河合修三：DESIGNは褥瘡の創状態の変化をモニタリングできるか．褥瘡会誌 2003；5（1-2）：163-168.
2. 真田弘美，德永恵子，宮地良樹，他：「DESIGN」－褥瘡アセスメントツールとしての信頼性の検証－．褥瘡会誌 2002；4（1）：8-12.

褥瘡の観察・評価の裏づけの基本

田中マキ子

　褥瘡の観察・評価を裏づけてくれる「基本」となるものは何でしょうか。そのヒントは、創傷治癒のメカニズムの理解にあると考えます。

「治る創」と「治らない創」の違い

　DESIGNスケールは褥瘡治癒の過程を評価できますが、そもそも、どうして創が治癒するかについての基本的な理解が必要です。損傷を受けたばかりの創はさまざまに変化しますが、褥瘡はなかなか創の状態が変化しません。変化しない創は「慢性創傷」と言い、変化し治癒する創は「急性創傷」と呼ばれます。なぜ、「治る傷」と「治りにくい傷／治らない創」と分かれていくのでしょうか。創傷の治療・ケアを考えるには、ここの理解が必要です。

　損傷を受けたばかりの急性創傷は、出血を伴います。出血は創を洗い流す効果があり、血流中の血小板は損傷血管に付着していくつかの役割を果たします。役割の1つが血管新生や線維芽細胞に影響を与えることで、創傷の治癒に効果的に働きます。**図1**に創傷治癒過程の概要を示します。「生体組織では、再生と修復[注1]のメカニズムが繰り返し起こり、損傷（傷など）を治癒させます。つまり急性創傷では、こうした繰り返しが必要な時期に正しく行われていて、慢性創傷では、こうしたメカニズム過程に何らかの障害が起こっている」[1]と予測されています。

　創傷治癒に関係する局所環境因子には、①湿潤環境、②感染、③異物・壊死組織、④温度、⑤酸素濃度、⑥pH、⑦細胞増殖因子があり、急性創傷と慢性創傷では、これらの因子に何らかの違いが生じているのではないかと指摘されました。このことを明らかにしたのがSchultzらによる、治癒する創傷と慢性創傷に対する細胞分子レベルの検討でした（**図2**）。その結果、治癒する創傷と慢性創傷では、細胞分子の機能状態が正反対であることが示されました。治らない創には「治らない理由」があって、慢性創傷状態で起こっていることを治癒状態へ引き上げることが重要とわかりました。細胞分子レベルの介入の重要性が指摘されたのです。実際には、細胞分子レベルを変えるためには、薬剤の使用やデブリードマンが必要になるため医師の範疇とはなりますが、看護の立場であっても、治らない創の原因についての理解を深めることは必要不可欠です。

注1）再生（regeneration）とは、欠損部が元の組織へと復元されること。修復（repair）とは、炎症を伴って肉芽組織が瘢痕組織に置き換えられていく治癒機転である[3]。

図1 ●創傷治癒過程の概要

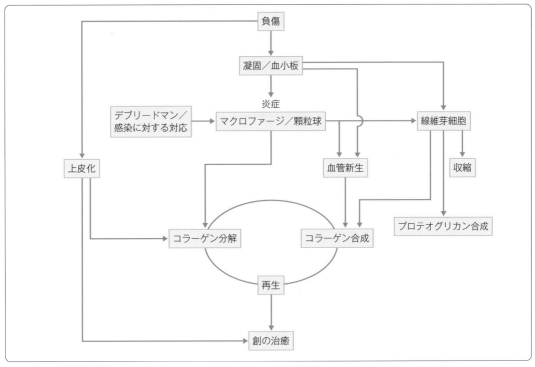

Pollack SV：The wound healing process. Clin Dermatol 1984；2（3）：8-16. より引用

図2 ●治癒する創傷と慢性創傷に関する環境の不均衡

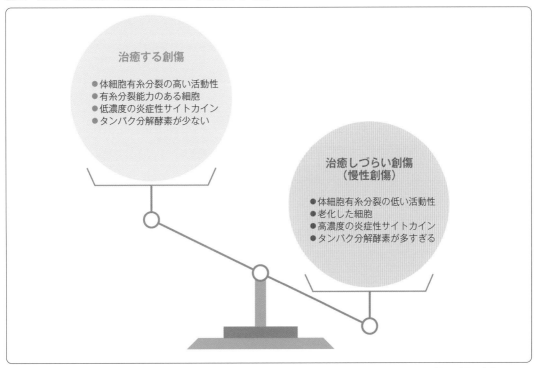

Schultz GS, Sibbald RG, Falanga V, et al：Wound bed preparation：asystematic approach to wound management. Wound Repair Regen 2003；11（Suppl 1）：S7. より一部改変

ウンド・ベッド・プリパレーション（創面環境調整）

　ここまでで、「慢性期の褥瘡＝治りにくい創」の理由は理解できたかと思います。それでは、そうした褥瘡をどのように治療・ケアにつなげるかという観点においては、ウンド・ベッド・プリパレーション（wound bed preparation：WBP）という概念が重要になってきます。日本褥瘡学会用語集では、WBPを「創面環境調整」と訳し、「創傷の治癒を促進するため、創面の環境を整えること。具体的には壊死組織の除去、細菌負荷の軽減、創部の乾燥防止、過剰な滲出液の制御、ポケットや創縁の処理を行う」と説明しています[2]。

　褥瘡治癒には、創面の活性化が重要であるためWBPを行うことが推奨されているのです。**図3**にWBPのアルゴリズムを示しました。

　褥瘡（慢性創傷）を発見したら、まず患者全体を「患者要因」と「創傷要因」に分けてアセスメントします。次に、具体的に創傷治癒のどのメカニズムが障害されているのかを検討し、治療やケア介入を決定していきます。ここで大切なことは、直接的な創傷治癒にかかわる治療等が検討される内容については、どの要因からみればよいかなど、アセスメントや介入の順番が示されていないことです。もちろん、感染が起これば滲出液も増加するので、各要因同士は影響しあいます。しかし、治療側にあっては、優先順

図3 ● WBPアルゴリズム

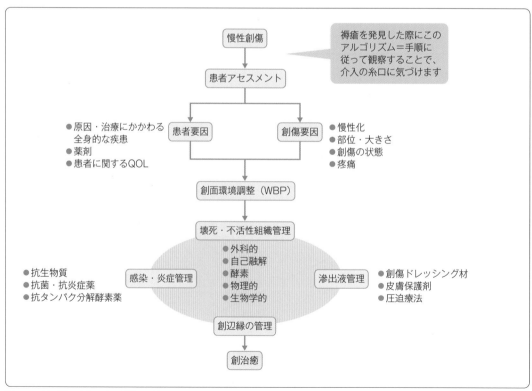

Flanagan M：The philosophy of Wound Bed Preparation in clinical practice. Smith & Nephew Medical, Watford, UK, 2003：5. より引用

位として、どの要因から攻めるか等ストラテジーが欲しくならないでしょうか。筆者は、この優先順位の決定に、DESIGNスケールの「大文字→小文字」の進め方が活用できると考えています。

　DESIGNスケールは、創傷治癒にかかわる要因を具体的な症状として表し数値化できていますので、大文字であれば症状として重症ととらえられ、そこに介入することで創傷治癒に向かう全体のバランスが是正されて治る方向に向けることができます。D（深さ）、S（大きさ）、G（肉芽組織）の項目は、創傷の部位や大きさ、創傷の状態として評価できます。また、N（壊死組織）は壊死・不活性組織管理に、I（炎症/感染）は感染・炎症管理、E（滲出液）は滲出液管理、そして創辺縁の管理はS（大きさ）と関連します。

観察する項目とその観かたの深さ

　創傷治癒に向けて何を観察し、どのように評価すればよいのか、項目や観かたの深さについて述べます。DESIGN-R®の各項目が、創傷治癒においてどのような意味をもつのかについて、**表1**に整理しました。褥瘡が重症化したかどうかは「深さ」や「サイズ」「ポケットの有無」が指標となり、褥瘡の状態がよい状態なのか、よくない状態に向かっているのか判断するには、「肉芽組織の良・不良」や「壊死組織の有無」を観ることが必要になります。

　表1に示す内容が理解できれば、褥瘡のサイズが大きくなれば重症化しており、小さくなれば改善に向かっていることがわかります。わかりづらいと感じる観察項目は、「肉芽組織の良・不良」と「感染の有無」ではないでしょうか。肉芽組織は、牛肉・豚肉・鶏肉にたとえられることがあります。赤身の牛肉のような状態は血液循環がよいということで"良質"ですが、赤すぎると過剰肉芽とも評価されることがあります。色調のみでなく肉芽組織の弾力性・はりの有無などは、表現が難しいですが、さまざまな状態を示唆しています。

　感染の徴候としては、発赤、発熱・熱感、化膿（悪臭）、浮腫/腫脹、疼痛が指摘され

表1 ● DESIGN-R®の項目とその意味

観察項目	創傷の治癒に対しての意味	該当するDESIGN-R®での項目
● 褥瘡→深さ、大きさ ● ポケット→形成の有無、サイズ、ケア後の変化	褥瘡の重症度	D、S、P
● 創傷の状態→肉芽組織、壊死組織、上皮化	治癒過程の時期	G、N
● 滲出液の量・性状・臭気 ● 周囲皮膚の状態（炎症所見、浸軟）	感染の有無・治癒阻害因子	E、I
● 褥瘡・ポケットの形状	主因は圧・ずれ	S、P

ます。この他に、細菌繁殖（感染）や、局所の創感染による二次的なサインとして肉芽・上皮形成不全、肉芽色の不良、創サイズの縮小が悪いこと、創周囲を押すと痛みがあること、滲出液の粘り（粘性の高まり）などが指摘されています。こうした評価、観かたの深さは、表面的に褥瘡を観察したのではわかりません。視診・触診・においを嗅ぐ等、観察者の身体全体をセンサーとして機能させる必要があります。

引用文献

1. 大浦武彦, 田中マキ子編：TIMEの視点による褥瘡ケア－創床環境調整理論に基づくアプローチ－. 学研メディカル秀潤社, 東京, 2004：5.
2. 日本褥瘡学会用語集. http://www.jspu.org/jpn/journal/yougo.html#soumen
3. 穴澤貞夫監修：改訂ドレッシング－新しい創傷管理－. へるす出版, 東京, 2005：23.

褥瘡状態評価についての
根本的な考え方

田中マキ子

　DESIGNスケールは、褥瘡の状態の変化を知り、よくなっているか否かについてアセスメントするために開発されました。つまり、スケールを使用して評価する根本には、創傷アセスメントに関する考え方や視点が構築されることが重要になります。そこで、褥瘡状態評価について、根本的な考え方を再度確認しておきましょう。

同じ"創"は一つとしてない

　まず、褥瘡をアセスメントすることは難しいことだと、しっかり自覚しなくてはなりません。なぜなら、同じ創は一つとしてなく、出会う褥瘡一つひとつから多くを学び、経験の質が高められるからです。これは、医療・看護全般に通じることですが、病名として同じであっても、患者の背景は異なりますし基礎疾患も異なります。褥瘡にしても、発生した部位、発生の仕方等すべて個別性が高く、一つとして同じ褥瘡は存在しないといっても過言ではありません。そのため、一つひとつ異なる褥瘡を総合的に、俯瞰的に、普遍的にとらえて観るため、共通のスケールが必要になります。スケールを用いて、ある一定の観方・評価の仕方を身につけることは、見落としがなく、誤った判断の回避に役立ちます。効果的で早い治癒が実現できれば、患者の痛み・不安・制限等を少なくできますし、患者・家族の負担も軽減できます。

　超高齢社会が進展するわが国の社会状況にあって、高齢患者の増加に伴う褥瘡発生の増大は容易に予測されます。そのため、治療にかかるコストや看護・介護の負担の増大、患者・家族のQOLの低下がもたらされます。褥瘡はいったん発生すると長期化してしまうため、可能な限り発生を予防することが重要です。不幸にして褥瘡が発生した場合は、可能な限り早期に治癒へ向かうよう取り組む必要があります。何度も言うように一つとして同じ創はないため、すべての症例への対応が異なる経験になります。異なる経験の中から具体的な事柄を抽出し、体系的に整理できるようになると、具象から抽象へと概念に落とし込むことができるようになります。こうした概念化が進めば物事の本質をつかめるようになり、問題解決能力はいっそう向上します。「概念化」とは、個別の事物が共有する性質や本質を体系的にまとめ上げ、理論化するプロセスでもあるため、褥瘡治療の理論的プロセスが導き出せることになるわけです。

創傷アセスメントの重要性

　それでは、具体的な創傷アセスメントは、どのように進めればよいのでしょうか。眼前に生々しい褥瘡があれば、ついつい局所ばかりを見過ぎてしまい、全体的な視点から褥瘡を評価することを怠りがちになってしまいます。こうした点について、Schultzらは、「holistic approach to wound healing」と指摘し、局所ケアの方法を決定する前に、褥瘡の原因の潜在性や徴候を考慮することの重要性を述べています[1]。そして、組織損傷の原因の究明と正しいアセスメント、組織灌流、創傷の経過と特徴の観察・評価の大切さを強調しています[1]。

　また、Flanaganは、創傷の全体的アセスメントの重要性を「創傷アセスメントの構成要素」として示しています（図1）[2]。これは、褥瘡の局所評価に加え、全体的な視点に立ったアセスメントから創傷治癒遅延の根本要因を導き出していこうとするものです。「木を見て森を見ず。森を見て木を見ず」の例えがありますが、全体を見通すことは重要です。そして、部分を詳細に分析することで全体も見えてくるのではないかと思います。

　全体と部分の行き来を強調するのは、筆者にこんな失敗があるからです。下腿後面に褥瘡があり、コンサルテーションを受けました。私の意見を医師に伝えると、医師の同意が得られ、治療の開始となりました。その部位の褥瘡は治癒したのですが、治療のために使用したテープの影響で、異なる部位に褥瘡が発生し、その結果、下肢全周をケアすることになりました。この患者には糖尿病があり、血糖コントロールは不良でした。

図1 ●創傷アセスメントの構成要素

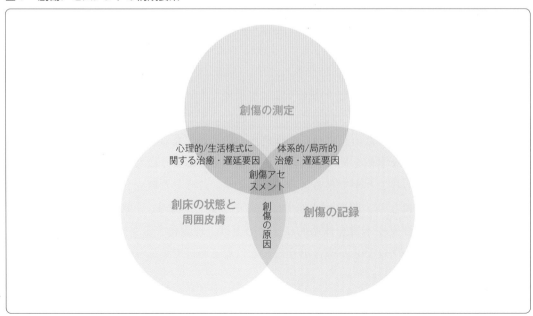

Flanagan M：The philosophy of Wound Bed Preparation in clinical practice. Smith & Nephew Medical, Watford, UK, 2003：6. より引用

全身管理を抜きにして褥瘡ばかりに気を取られたアセスメント不足がもたらした結果でした。

創傷アセスメントとDESIGNスケール

　全体と部分の行き来というアセスメントスタイルの重要性を述べてきました。この考え方が、DESIGNスケールには観方の一端として組み込まれていると筆者は理解しています。それは、「大文字・小文字」の評価方法です。DESIGNスケールは、軽症は小文字、重症は大文字で表記します。そこで、ポケットを含む7項目において、大文字・小文字が混在すれば、大文字が小文字になるように全体の治療・介入を考え、すべて小文字になれば「0点」になるようになっています。つまり、「0点」になっていない項目の治療・介入を考えるようにナビゲーションされているのです。このことは、創傷治癒の特徴が、段階的な治癒過程とは異なって総合的・総和的な治癒経過をたどることにあることを意味していると考えられます。創はよくなってきても、ちょっとしたイベントで状態が悪化します。何日もかけて治癒してきたのに、ほんの一瞬の出来事で、最初の状態どころかさらに悪い状態になってしまいます。こうした創傷治癒にかかわる緊張感は、私たちに知識・経験・判断力に関するいっそうの向上を求めていると言えます。

　「同じ褥瘡はない」からこそ、1回1回の経験が学びになります。出会う症例を大切にし、自身の経験・他者の経験を共有し、アセスメントする力を高める努力こそが、褥瘡発生を予防し、褥瘡治癒を早め、患者・家族のQOLを高めることに寄与します。

　褥瘡治療は、「予防に始まり、予防に終わる」と言われますが、「アセスメントに始まり、アセスメントに終わる」とも言い換えられると思います。信頼できるアセスメントツールであるDESIGN-R®2020による確かな創の観方を身につけることが、褥瘡にかかわるすべての職種に求められています。それは、創傷治癒の"理論"を実践する「実装化」の発展に寄与するのではないかと思っています。

引用文献

1. Schultz GS, Sibbald RG, Falanga V, et al：Wound bed preparation：a systematic approach to wound management. Wound Repair Regen 2003；11（Suppl 1）：S6-S7.
2. Flanagan M：The philosophy of wound bed preparation in clinical practice. Smith & Nephew Medical, Watford, UK, 2003：25.

DESIGNツール誕生の経緯

　褥瘡・創傷・潰瘍において創を客観的に評価することは非常に重要なことです。実は、DESIGNツールが開発されるまで、日本の医療には創に点数をつけて評価することはありませんでした。そういう意味でも、日本褥瘡学会が2002年にDESIGNを策定・公表したことは画期的なことでした。海外ではそのときすでに、PSST（Pressure Sore Status Tool）やPUSH（Pressure Ulcer Scale for Healing）等の褥瘡状態評価ツールが報告されていました。

　PSSTはベイツ・ジェンセンによって1992年に発表されたもので、13項目で構成されています（**表1**）。このツールは熟練した看護師や研究者にとっては非常に信頼性が高い有効なツールです。しかし、項目が多すぎて、臨床現場で使いこなすには時間がかかりすぎるきらいがありました。そこで、NPUAP（National Pressure Ulcer Advisory Panel）が項目を3項目に絞ったPUSH（Pressure Ulcer Scale for Healing）を発表しましたが、これは項目が少なすぎ、浅い褥瘡にのみ適応されるものでした。

　そこで、わが国の大浦武彦医師が2000年に、PSSTの課題等を考慮したうえで、9項目からなるPUHP（Assessment of Pressure Ulcer Healing Process）を発表しました（**表2**）。

　日本褥瘡学会では、この大浦武彦医師を含む7名の専門家からなるワーキンググループを編成し、2000年から数回の策定会議で討議しました。6回の会議を経て、重要項目の絞り込みが行われ、「褥瘡創面の大きさ」「深さ」「滲出液の量」「炎症・感染の有無」「壊死組織および肉芽組織の状態と割合」「ポケットの存在」が抽出され、現在のDESIGNの項目が確定しました。

　そして、2001年9月開催の日本褥瘡学会におけるコンセンサスシンポジウムでの討議を経て、2002年の日本褥瘡学会誌に「DESIGN　褥瘡の新しい重症度分類と経過評価のツール」として報告され、あわせてその信頼性も検証されました。DESIGNの各項目は、このようにして策定されたのです。

表1 ● PSST（Pressure Sore Status Tool）

1. サイズ
2. 深さ
3. 創縁
4. ポケット
5. 壊死組織のタイプ
6. 壊死組織の量
7. 滲出液のタイプ
8. 滲出液の量
9. 創周囲の皮膚の色調
10. 周囲皮膚の浮腫
11. 周囲皮膚の硬結
12. 肉芽組織
13. 表皮化

表2 ● PUHP（Assessment of Pressure Ulcer Healing Process）

1. 潰瘍の表面積
2. 深さ
3. ポケット
4. 壊死組織
5. 壊死組織の占める割合と大きさ
6. 滲出液の量
7. 感染・炎症
8. 肉芽組織
9. 上皮形成

「DESIGN-R®2020」を読み解く基本

「DESIGN-R®2020」の基本的なつけ方

柳井幸恵

■ つけ方の基本は変わらない

　「DESIGN-R®2020」においても、これまでの「DESIGN-R®」と同様に、「D：深さ」「E：滲出液」「S：サイズ」「I：炎症/感染」「G：肉芽組織」「N：壊死組織」「P：ポケット」の7項目において評価を行うことは変わりません。各項目の表記はその重症度によって小文字と大文字で表記され、小文字よりも大文字のほうが、重症度が高くなります。

　評価結果の記載方法も今までと同じく、DとEの間にハイフン「-」をつけ、「P」のうしろにコロン「：」をつけて、「D：深さ」の点数を除いた合計点（0〜66点）を記載します。合計点が大きいほど重症度が高いことを示します（**図1**）。「DESIGN-R®2020」の評価を行う際は、体位によって創が変形し、ポケットや創のサイズが変化することがあるため、毎回同じ体位で行います。「DESIGN-R®2020」のつけ方の基本はこれまでの「DESIGN-R®」と変わりませんが、「DESIGN-R®2020」では、「D/d」の項目に「深部損傷褥瘡（DTI）疑い」（**図2**）が加わったこと、そして「I/i」の項目に「臨界的定着疑い」（**図3**）が追加されたことが改訂ポイントです。また、「深さ」の項目に「DTI疑い」が加わったことに伴い、「DTI疑い」と判定された場合、肉芽組織は基本的に「g0」と判定することになります。したがって、「g0」は「創が治癒した場合、創が浅い場合、深部損傷褥瘡（DTI）疑いの場合」と定義されています。

図1 ● 基本的な表記の方法

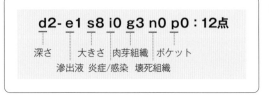

d2- e1 s8 i0 g3 n0 p0：12点

深さ　大きさ　肉芽組織　ポケット
滲出液　炎症/感染　壊死組織

図2 ● 「深部損傷褥瘡（DTI）疑い」の表記の例

DDTI-E6S15i1g0N3p0：25点

※「(D（深さ）」のところに「DDTI」と表記する
　「D」は従来どおり合計点数に含めない
※DDTIでは必ず「g0」になる

図3 ● 「臨界的定着疑い」の表記の例

D4-E6s8I3CG5n0P6：28点

※「I（炎症/感染）」のところに「I3C」と表記、点数は3点となる

創部の局所評価の意味

　臨床的に、DESIGN-R®2020を用いた局所評価の頻度はどの程度でしょうか。褥瘡が発生したばかりの急性期の時期は、創の状態が変化しやすく、24〜48時間後に再評価します（詳細は次項）。褥瘡発生した直後からおおむね1〜3週間は急性期褥瘡として、水疱・びらん・浅い潰瘍などさまざまな病態がみられます。その後、時間の経過とともに、壊死や感染など重症化するのか、軽症・治癒と転帰するのか継続して観察する必要があります。つまり、急性期は変化が激しく、経過予測が困難で、用心深く観察し、変化に対応していく必要があるのです。急性期を過ぎて創が安定してくれば、1〜2週間に1度の頻度で創の状態の経過を評価していきます。また、創の状態の変化が確認された際には再評価を行います。

　DESIGN-R®2020による局所の定期評価は、その点数の推移によって、局所の状態が改善しているのか悪化しているのかを客観的にとらえることができます。同時に、『褥瘡予防・管理ガイドライン（第5版）』との整合性も吟味されており、局所ケアを選択するうえでも必要な情報を得ることができます。例えば、大文字と小文字表記で大文字のほうが重症度が高いと前述しましたが、局所ケアにおいても、この重症度が高い項目にフォーカスを当てて選択します。つまり、大文字を小文字にするように、治療・ケアを進めるのです。したがって、定期的に局所評価を行うことは、効果的な局所ケアができているかどうかの検討を行うことにもつながるのです。

COLUMN

急性期褥瘡と慢性期褥瘡

　褥瘡は「急性期」か「慢性期」か、慢性期でも「浅い褥瘡」か「深い褥瘡」かによって進展過程が違います（**図**）。

　急性期褥瘡の治療の基本は、適度の湿潤環境を保持しながら、褥瘡部の頻回な観察が可能な処置を選択します。例えば、皮膚の欠損がなければ透明なフィルムドレッシング材で保護したり、剥離刺激が少ないドレッシング材を選択して、短期交換を設定したりします。あるいは、繰り返しの貼付が可能なドレッシング材を選択して毎日剥がして皮膚の状態を観察してもよいでしょう。

　慢性期褥瘡では、急性期と同様に局所治療を行いながら褥瘡の発生原因を徹底して除去します。

図●褥瘡の進展過程

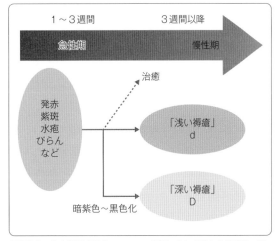

福井基成：決定版褥瘡治療マニュアル-創面の色に着目した治療法. 照林社, 東京, 2000：28. より改変

「DESIGN-R®2020」で追加された「深部損傷褥瘡（DTI）疑い」と「臨界的定着疑い」

柳井幸恵

■ 「深部損傷褥瘡（DTI）疑い」とは

　「DESIGN-R®2020」のD（深さ）の項目に追加された「深部損傷褥瘡（DTI）疑い」では、「表皮剥離のない褥瘡に限定されることなく、急性期褥瘡で皮下組織より深部の組織の損傷が疑われる病態を深部損傷褥瘡（DTI）疑いとみなして」判断することとなっています。表記は「DDTI」とします。

　深部損傷褥瘡（DTI）は、『NPUAPの褥瘡分類（2007）』において、「圧迫、圧迫とずれにより深部の軟部組織が損傷したことによって生じた限局性の紫色、または栗色に変色した皮膚変色または血疱のことである」と定義されています。

　褥瘡発生の直後は局所状態が不安定で、発赤・紫斑・浮腫・水疱・びらん・浅い潰瘍などさまざまな病態が短期間でみられます。しかし、急性期褥瘡（時期的にはおおよそ発生から1～3週間）の段階では、皮下脂肪組織の変化を視診のみで把握することは難しく、深い褥瘡を見逃してしまう、もしくは浅い褥瘡と判断して、局所処置の選択を間違えてしまう可能性もあります。したがって、急性期褥瘡はその観察頻度を多くする必要があります。また、その観察においては、局所の状態のみの観察ではなく、発症経緯の聴取や触診［近接する組織と比較し、疼痛、硬結、泥のような浮遊感、皮膚温の変化（温かい・冷たい）］、血液検査［CK（creatine kinase：クレアチンキナーゼ）値の上昇の有無］、画像データ（CT・エコー・MRI）などから総合的に判断する必要があります。

　また、深部層の損傷がある場合は、時間の経過とともにその範囲が黒色化したり、壊死組織の出現やポケットの形成など、視診でもわかる程度に変化するため毎日観察を行い、創の変化を見逃さないようにします。創の変化が視診でわかるようになった段階で、あらためて局所の再評価を行います。その評価に併せて、処置の内容の検討を行います。

　DESIGN-R®2020は、『褥瘡予防・管理ガイドライン（第5版）』との整合性もあり、このDTIが疑われた場合の、外用薬や皮膚観察についての記載もあります（**表1**）[1]。

　このDTIの評価項目ができたことで、「急性期」という時間的要素が加味され、褥瘡の経過を適切に評価できるようになったとともに、その視点を持つことで、臨床的にも急性期褥瘡の見方が定着でき、局所ケアを適切に選択できる教育的要素にもなっているといえます。

　さらに、日本褥瘡学会のコンセンサス・ドキュメントでは、深部損傷褥瘡（DTI）を疑う場合には医師に報告することを勧めています。そして適宜デブリードマンを行い、創底の状態を確認し、深達度を判断します。壊死組織を減少させ、創を開放することによって、褥瘡からの軟部組織感染症のリスクを軽減できると同時に深達度も決定できます[2]。

表1 ● DTIが疑われた場合の外用薬・皮膚観察における記載事項

外用薬	DTIが疑われた場合に使用する外用薬についてはエキスパートオピニオンの記載に留まる。酸化亜鉛、ジメチルイソプロピルアズレンなどの創面保護効果の高い油脂性基剤の外用薬が選択肢となるが、創部の状態が変化した場合は適宜外用薬を変更する必要がある
皮膚観察	NPIAP（NPUAP）は、深部の軟部組織の損傷は、皮膚表面からは観察されにくいと指摘しているが、臨床所見として知覚の変化や触診によるアセスメント法を解説している。DTIが疑われる症例において、触診法による臨床所見を参考にすることは有用である

日本褥瘡学会編：褥瘡予防・管理ガイドライン 第5版. 照林社, 東京, 2022：42, 80を参考に作成

■ 「臨界的定着疑い」とは

　臨床において、肉眼的には炎症症状は明らかではないものの滲出液が増え、創傷治癒過程が停滞し難渋する状態を経験します。臨界的定着とは、「侵襲を伴わないが創傷治癒を阻害する微生物の増殖」として、1996年に初めて記載された概念です。

　創部の有菌状態を「汚染（contamination）」「定着（colonization）」「感染（infection）」というように連続的にとらえ、創傷治癒に影響を及ぼさない「汚染・定着」と、明らかに感染徴候を示し創の悪化・治癒停滞を引き起こす「感染」との間に位置する状態を「臨界的定着」といい（**図1**）、一般に「クリティカルコロナイゼーション」として知られています。

　DESIGN-R®2020では、「I3C：臨界的定着疑い」と表現し、炎症/感染に分類されます。その特徴としては、「創面にぬめりがあり、滲出液が多い。肉芽があれば、浮腫性で脆弱など」が挙げられます。加えて、創傷治癒遅延の要因が何もないにもかかわらず、創傷治癒が進まない、滲出液の増加なども臨床的には経験します。また細菌学的検査として、バイオフィルムの検出を簡便に行う手法も考案されています。

　『褥瘡予防・管理ガイドライン（第5版）』においても、この「臨界的定着」への外用薬とドレッシング材に関する記載があります。臨床でも創がこの状態と判断された際に、局所処置を感染創に準ずる方法に変えることで、感染に移行するのを阻止でき、創傷治癒が促進しはじめることも経験します。今回の改訂で、この「臨界的定着疑い」の概念を知ることで、褥瘡などの慢性創傷の創傷治癒が停滞した状態を適切に評価でき、局所処置の選択がしやすくなったといえます。

　DESIGN-R®2020の表記においては、この「臨界的定着疑い」は点数には影響を及ぼさず、局所の感染「I3」と同じ3点で評価されます。しかし、「I3C」と表記し、局所の感染である「I3」の手前の状態であることを表しています。

図1 ● 臨界的定着の位置づけ

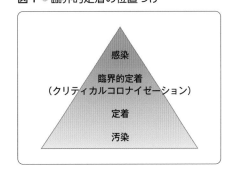

引用文献
1. 日本褥瘡学会編：褥瘡予防・管理ガイドライン 第5版. 照林社, 東京, 2022.
2. 日本褥瘡学会編：改定DESIGN-R®2020コンセンサス・ドキュメント. 照林社, 東京, 2022.

肉芽形成期の創傷治癒が遅延し臨界的定着が疑われる場合に使用する外用薬

　細菌制御作用を有するカデキソマー・ヨウ素、精製白糖・ポビドンヨード、ヨウ素軟膏がおもな選択肢となり、スルファジアジン銀も臨床状況により選択肢となります。臨界的定着は創傷治癒の遅延に大きく関与する病態ですが、臨界的定着の改善を評価項目とした分析疫学的研究はありません。慢性創傷における外用薬の細菌制御効果に言及した文献として、カデキソマー・ヨウ素と精製白糖・ポビドンヨードについては非ランダム化比較試験が1編[1]、ヨウ素軟膏については症例集積が2編[2,3]、スルファジアジン銀についてはエキスパートオピニオン[4]があります。

文献

1. 高木誠司，牧野太郎，小坂正明，ほか：慢性創傷におけるヨウ素製剤の細菌制御効果－精製白糖・ポビドンヨードとカデキソマー・ヨウ素製剤との比較－．褥瘡会誌 2009；11（4）：528-532.
2. 永井弥生，天野博雄，岡田悦子，ほか：褥瘡に対するヨードコート軟膏0.9％の治療効果．新薬と臨床 2010；59（7）：1215-1223.
3. 立花隆夫，藤井紀和，若林麻記子，ほか：黄色期褥瘡に対する0.9％ヨウ素含有軟膏の治療効果の検討．褥瘡会誌 2010；12（4）：513-519.
4. 立花隆夫：critical colonizationとは．臨皮 2009；63（5）：42-46.

臨界的定着により肉芽形成期の創傷治癒遅延が疑われる場合に使用するドレッシング材

　臨界的定着の徴候を評価して銀含有親水性ファイバーとその他のドレッシング材を用い、治癒率や創の縮小について比較したシステマティックレビューが[1]あるものの、肉芽形成が不十分で臨界的定着が疑われる場合の褥瘡については結論が出されていません。システマティックレビューのなかで検討されているランダム化比較試験[2]において、創の縮小に有意な差がみられました（p＝0.0019）。また、銀含有親水性ファイバーを感染制御が必要な静脈性下腿潰瘍と褥瘡に使用したランダム化比較試験[3]では、臨界的定着あるいは感染リスク状態にある静脈性下腿潰瘍と褥瘡に銀含有親水性ファイバーと銀を含有しない親水性ファイバーを使用し比較した結果、感染の増悪はなく、銀含有親水性ファイバー使用群の創面積が有意に縮小した（p＝0.017）と報告されています。

　さらに、デブリードマン直後の細菌負荷が増加しやすい創傷に対する銀含有親水性ファイバーの抗菌効果を評価した非ランダム化比較試験[4]では、銀含有親水性ファイバーの細菌量スコアは銀を含有しない親水性ファイバーよりも統計学的に有意に低かった（p＝0.044）ことから、銀含有親水性ファイバーは銀イオンによる抗菌作用をもつと結論付けています。これらのことから、銀含有親水性ファイバーを用いてもよいとされています。

文献

1. Carter MJ, Tingley-Kelley K, Warriner RA 3rd：Silver treatments and silver-impregnated dressings for the healing of leg wounds and ulcers：A systematic review and meta-analysis. J Am Acad Dermatol 2010；63（4）：668-679.
2. Belmin J, Meaume S, Rabus MT, et al：Investigators of the sequential treatment of the elderly with pressure sores（STEPS）trial. Sequential treatment with calcium alginate dressings and hydrocolloid dressings accelerates pressure ulcer healing in older subjects：a multicenter randomized trial of sequential versus nonsequential treatment with hydrocolloid dressings alone. J Am Geriatr Soc 2002；50（2）：269-274.
3. Beele H, Meuleneire F, Nahuys M, et al：A prospective randomized open label study to evaluate the potential of a new silver alginate/carboxymethylcellulose antimicrobial wound dressing to promote wound healing. Int Wound J, 2010；（4）：262-270.
4. 佐藤智也，石川昌一，寺部雄太ほか：外科的デブリードマン直後の創に対する銀含有アルギン酸カルシウムドレッシングの細菌制御効果．褥瘡会誌 2013；15（2）：105-110.

出典：日本褥瘡学会編：褥瘡予防・管理ガイドライン．照林社，東京；2022：45-47，53-58．より引用

褥瘡状態の評価をするための
エコーとサーモグラフィの基礎知識

仲上豪二朗

■ エコーを使用した深部組織の評価

「DESIGN-R®2020」に追加された「深部損傷褥瘡（deep tissue injury：DTI）疑い」はその名のとおり、深部組織に損傷が生じ、身体の表面へ壊死が進行するタイプの褥瘡です。したがって、視診や触診だけでは深部組織の損傷の程度や広がりを正確にアセスメントすることは困難です。そこで登場するのが超音波検査装置、すなわちエコーです。

排尿自立指導料の導入によって残尿測定の際にエコーを使用することが普及し、看護師がエコーを使う場面がとても増えてきました。DTI疑い症例に対してエコーを用いると適切なケアを選択できるため、積極的に褥瘡看護においてエコーを使用するとよいでしょう[1]。

エコーを使うためには機器の選定が重要です。褥瘡患者にとって検査室への移動は容易でない場合が多いため、できればポータブルエコーを利用することが望ましいです。

得られる画像の解像度と深さはプローブの周波数によって決まります。褥瘡のような体表を観察するのには5～15MHz程度の周波数が出せるリニアプローブが適しています。

交差感染防止のため、プローブに少量のゼリーをつけたうえで、食品用ラップでプローブを覆い、ラップの上にさらにゼリーをのせて観察します。

正常な体表エコー画像として、まず自身の腕などを観察して、「表皮・真皮層」「皮下脂肪層」「筋肉層」がどのように見えるのかを把握しておきましょう。皮下脂肪層の内部には網目状の浅筋膜が、皮下脂肪層と筋層の間には深筋膜が観察されます。仙骨部、大転子部、踵部などの褥瘡好発部位にはそれぞれに特徴的な構造があります（**図1**）。

通常の褥瘡検査で使用されるBモード（Brightnessモード）では、基準となる臓器よりも白っぽく表れるものを高輝度（高エコー）、黒っぽく表れるものを低輝度（低エコー）、明らかにエコーを認めない場合を無エコーと呼びます。低エコーや無エコーがどこにどのように観察されるかで深部組織の状態を判別できるアルゴリズムに基づくと、損傷の程度をアセスメントすることが可能です（**図2**）[2]。

■ サーモグラフィを使用した褥瘡の炎症状態の評価

褥瘡の治癒が進まないときには、創傷では炎症が生じています。しかし、褥瘡感染が生じているときのように手で触れてわかるほどの熱感があるケース以外にも、赤外線サーモグラフィなどの測定機器を用いることで創部の温度上昇を検知でき、炎症が起こっていると判断されることがあります。これは臨界的定着を疑う際の重要な所見といえます。

図1 ● 褥瘡好発部位の正常なエコー像

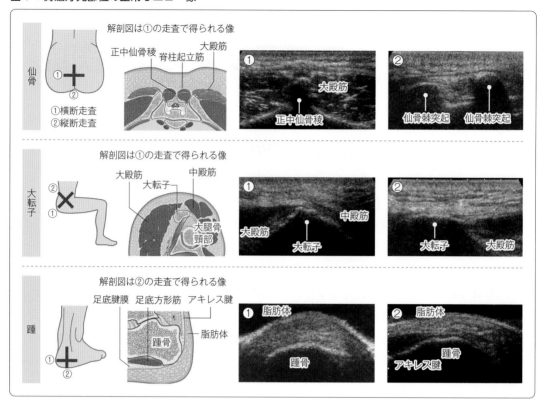

赤外線サーモグラフィとは、物体から放射される赤外線を検出し、そのエネルギー量を温度に変換して得られる画像のことです。

近年、比較的安価に、温度分解能が高い小型のスマートフォン用の赤外線カメラが入手できるので、応用することもできます（**図3**）。細かい温度の違いを見分けることができるため、褥瘡の炎症を発見するのに向いています[3]。褥瘡サーモグラフィでは、温度そのものの測定ではなく、褥瘡周囲皮膚との比較を行い、相対的に温度分布を評価することで、サーモグラフィを用いた生理検査のような厳密な測定環境を不要としました。

図4に示すように、正常な治癒過程をたどる褥瘡では、創底の温度は創周囲よりも低いですが、感染褥瘡では明らかに創底の温度が周囲皮膚よりも上昇しており、著明な炎症が起こっていることがわかります。「臨界的定着疑い」の褥瘡では、肉眼的に炎症徴候がない場合でも微細な炎症が生じており、創底の温度が創周囲よりも上昇していることがわかります（図4）[4]。温度が高いだけでは臨界的定着かどうかまではわからないため、バイオフィルム検出ツールを使用するなど、追加の検査をするとより確かなアセスメントが可能となります。

サーモグラフィを用いた温度測定の際は次の点に留意します。

1つ目は、褥瘡表面に黒色の壊死組織がついている場合は正しく温度が測れない可能性があります。

2つ目に、四肢の褥瘡に対するサーモグラフィを用いたアセスメントについては、表在の

図2 ● 褥瘡エコー所見判定アルゴリズム

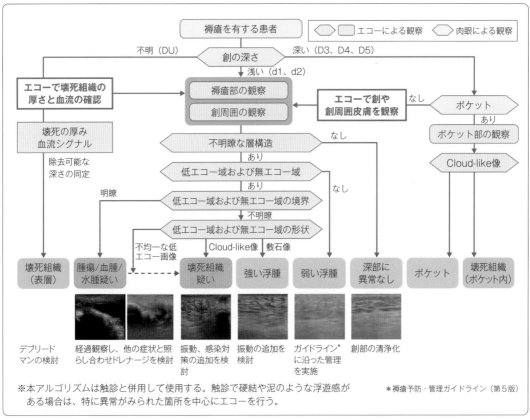

Matsumoto M, Nakagami G, Kitamura A, et al：Ultrasound assessment of deep tissue on the wound bed and periwound skin：A classification system using ultrasound images. J Tissue Viability 2021：30（1）：28-35.を参考に作成

図3 ● ベッドサイドで使用しやすいスマートフォンタイプの赤外線カメラの例

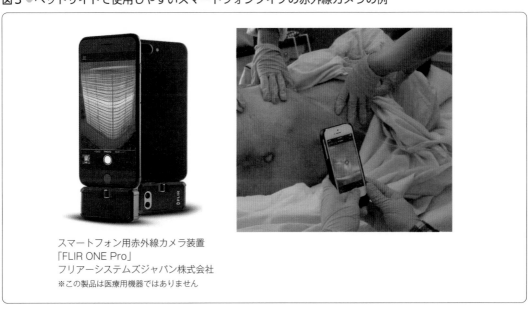

スマートフォン用赤外線カメラ装置
「FLIR ONE Pro」
フリアーシステムズジャパン株式会社
※この製品は医療用機器ではありません

図4 ● サーモグラフィによる褥瘡アセスメント

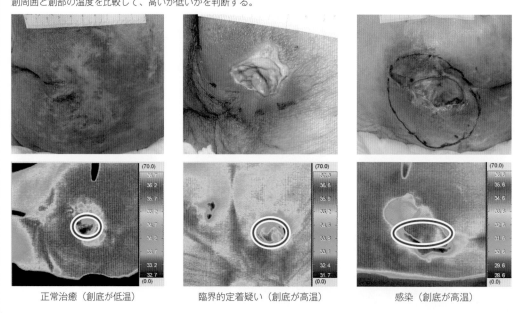

創周囲と創部の温度を比較して、高いか低いかを判断する。

正常治癒（創底が低温）　　臨界的定着疑い（創底が高温）　　感染（創底が高温）

Nakagami G, Sanada H, Iizaka S, et al.：Predicting delayed pressure ulcer healing using thermography：a prospective cohort study. J Wound Care 2010；19（11）：465-470.を参考に作成

温度が血流に大きく影響を受けるため、妥当性が検証されていません。また、サーモグラフィを撮影する際は、写真と同様に、褥瘡に対して正面から、周囲皮膚を十分含むようにするとよいでしょう。

引用文献

1. 真田弘美，藪中幸一，野村岳志編：役立つ！使える！ 看護のエコー．照林社，東京，2019.
2. Matsumoto M, Nakagami G, Kitamura A, et al：Ultrasound assessment of deep tissue on the wound bed and periwound skin：A classification system using ultrasound images. J Tissue Viability 2021：30（1）；28-35.
3. Kanazawa T, Nakagami G, Goto T, et al.：Use of smartphone attached mobile thermography assessing subclinical inflammation：a pilot study. J Wound Care 2016；25（4）：177-182.
4. Nakagami G, Sanada H, Iizaka S, et al.：Predicting delayed pressure ulcer healing using thermography：a prospective cohort study. J Wound Care 2010；19（11）：465-470.

DESIGN-R®2020の
各項目のつけ方
エクササイズ

「深さ（Depth）」のつけ方

栁井幸恵

Depth[*1]	深さ	創内の一番深い部分で評価し、改善に伴い創底が浅くなった場合、これと相応の深さとして評価する			
d	0	皮膚損傷・発赤なし	D	3	皮下組織までの損傷
				4	皮下組織を超える損傷
	1	持続する発赤		5	関節腔、体腔に至る損傷
				DTI	深部損傷褥瘡（DTI）疑い[*2]
	2	真皮までの損傷		U	壊死組織で覆われ深さの判定が不能

＊1　深さ（Depth：d/D）の点数は合計には加えない
＊2　深部損傷褥瘡（DTI）疑いは、視診・触診、補助データ（発生経緯、血液検査、画像診断等）から判断する
日本褥瘡学会編：改定DESIGN-R®2020 コンセンサス・ドキュメント. 照林社, 東京, 2020：5. より引用

「深さ」のつけ方ポイント

① 最も深い部分で評価する

　1つの褥瘡でも深さは一定でない状態が多く、たとえ狭い範囲であっても、「深さ」は創の最も深い部分で評価します（**図1、2**）。

　治癒回復が進み、褥瘡が浅くなった場合はこれと相当する深さとして評価します（図2）。全層損傷の褥瘡の治癒過程においては、肉芽組織の深さや上皮化が始まっているかを観察します。ただし、「d2」の目安となる「創縁と創底の段差がなくなり、表皮化が見られる」状態が部分的にあり、サイズが縮小したとしても、肉芽組織の高さが十分ではない部分があれば、その深さで評価します。

② 深部損傷褥瘡（DTI）疑いとDU

　深部組織の損傷が疑われる場合は、「深部損傷褥瘡（DTI）疑い」と評価して「DDTI」と表記します。深部損傷褥瘡（DTI）疑いの場合は、肉芽組織（g/G）は基本的に「g0」となります。

　また、DESIGN-R®2020では「DTI」が追加されたことにより、「DU」は「壊死組織で覆われ深さの判定が不能」と変更になりました。創底が壊死組織で覆われていて深さの判定ができない場合です。

　DDTI、DUともに深さの判定が可能になれば再評価をします。

③ d0とd1の評価に迷う場合

　表皮で創が覆われ治癒した状態では、瘢痕形成部位が淡いピンク色を呈することがあります。これを「d1」と評価する場合がありますが、血流のよい肉芽組織を表皮が覆っているため、他の部位より赤みを帯びて見えている部分なので、「d0」としてよいと考えます。ただし、褥瘡発生部位は圧迫など外的刺激がかかる部位のため、褥瘡の再発の可能性もあります。圧再分配や皮膚保護など再発予防の対策が必要です。

図1 ● 深さの採点

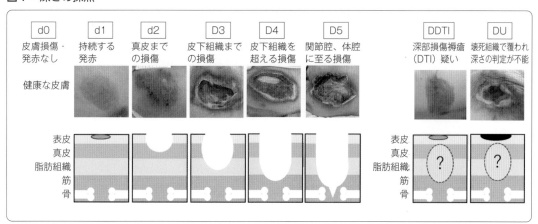

日本褥瘡学会編：改定DESIGN-R®2020 コンセンサス・ドキュメント．照林社，東京，2020：13．より引用

図2 ● 全層損傷の真皮を超える褥瘡の治癒過程

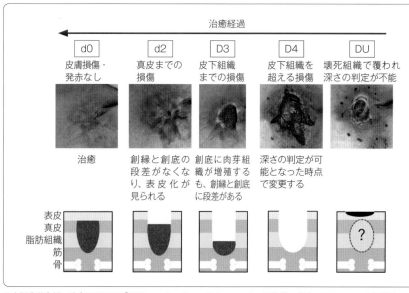

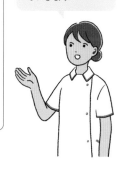

深さの判定を行う際、壊死組織なのか皮下組織等の露出なのか悩むことがあります。これらは治癒過程のなかで明らかになっていきます

日本褥瘡学会編：改定DESIGN-R®2020 コンセンサス・ドキュメント．照林社，東京，2020：13．より引用

深部損傷褥瘡（DTI）疑い

栁井幸恵

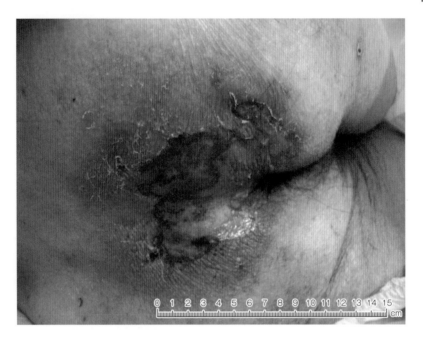

70歳代、女性

疾　患	肺炎、脳梗塞の既往あり
褥瘡部位	尾骨〜仙骨部にかけて広範囲
追記事項	CRP：24.87mg/dL、WBC：15,300/μL、CK：228 U/L、Alb：1.7g/dL

経過

　患者は片麻痺の状態で、たまに杖を用いて歩行していましたが、数日前からほとんど寝たきりとなりました。食事もとれず、失禁状態になっています。39℃台の発熱を認め救急搬送となり、肺炎の診断で入院しました。入院時、褥瘡部は家族がガーゼで保護をしていました。

ひとくちポイント

褥瘡発生に至った経過も褥瘡を評価するうえで必要な情報のため、必ず確認する。

DDTI-E6S15I9g0N3p0：33点

▶ 採点のポイント

● 深さ（D）＝深部損傷褥瘡（DTI）疑い：DDTI

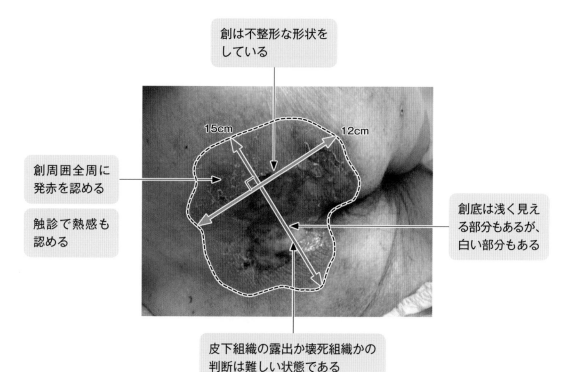

創は不整形な形状をしている

15cm 12cm

創周囲全周に発赤を認める

触診で熱感も認める

創底は浅く見える部分もあるが、白い部分もある

皮下組織の露出か壊死組織かの判断は難しい状態である

▶ アセスメントとケアのポイント

　もともとは自力で動けていましたが、ここ数日の間で寝たきりの状態となっています。自力での体位変換や、介護の面からも圧再分配ケアが困難であったことが予想されます。また、褥瘡が発生してからの期間も短いと考えられ、急性期の状態といえます。

　創は不整形な形状をしており、創周囲全周に発赤を認め、触診で熱感も認めました。

　創底は浅く見える部分もありますが白い部分もあり、皮下組織の露出か壊死組織か判断は難しく、滲出液は多い状態です。

　急性期褥瘡は、肉眼的変化に時間がかかることが多く、損傷範囲の特定が難しいものですが、創周囲全周の発赤と熱感、現在に至るまでの経緯を考えると、創が深くまで及んでいる可能性が高いといえます。また、深部までの褥瘡では、発熱の熱源になる可能性もあります。

今後のケア

　医師に創の状態を報告し、炎症反応の高値や発熱などの一因になりうる状態であることを伝えます。また、圧再分配ケアとして、高機能型の体圧分散寝具（**図1**）を導入します。

　創に対しては、毎日の観察を行い、局所の変化を確認します。観察では、壊死の出現や、感染徴候（発赤・腫脹・滲出液の性状や量の変化・疼痛）、組織の硬さ（滲出液の皮下貯留やポケット形成などの可能性を考える）などの有無に注意します。局所処置は毎日の創洗浄と、滲出液も多いため吸収性の高い精製白糖・ポビドンヨード軟膏（**図2**）の塗布とガーゼ保護の処置を行います。処置の回数は、滲出液の量を見ながら、ガーゼ汚染が多ければ、1日2回に増やすことも検討します。

　失禁状態で創の汚染が考えられる場合は膀胱留置カテーテルの留置を行い、創のさらなる悪化を防ぎます。

図1 ●高機能型の体圧分散寝具の例

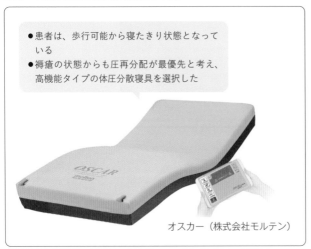

- 患者は、歩行可能から寝たきり状態となっている
- 褥瘡の状態からも圧再分配が最優先と考え、高機能タイプの体圧分散寝具を選択した

オスカー（株式会社モルテン）

図2 ●精製白糖・ポビドンヨード軟膏の例

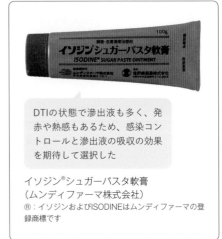

DTIの状態で滲出液も多く、発赤や熱感もあるため、感染コントロールと滲出液の吸収の効果を期待して選択した

イソジン®シュガーパスタ軟膏
（ムンディファーマ株式会社）
®：イソジンおよびISODINEはムンディファーマの登録商標です

深部損傷褥瘡（DTI）疑い

柳井幸恵

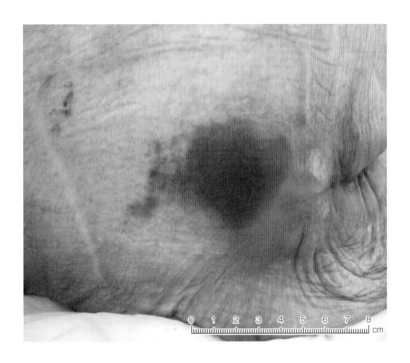

80歳代、女性

- **疾　患**　腰椎圧迫骨折　既往：脳梗塞、不全麻痺あり
- **褥瘡部位**　仙骨部

経過

　この患者は自宅で独居生活をしていました。近所に住む長男が自宅を訪ねた際に、トイレ前の廊下で倒れている患者を発見し、緊急搬送となりました。夜間にトイレへ行こうとして後ろ向きに転倒し、動けなくなったというのが本人の訴えです。写真は入院初日の褥瘡の状態です。

ひとくちポイント

　倒れていた姿勢や状況（身体の下に何か敷き込んでいた、場所が敷居の上など）から、どこに褥瘡が発生するかを予測するために、入院時に全身の観察が必要です。

DDTI-e0s8i1g0n0p0：9点

▶ 採点のポイント

●深さ（D）＝深部損傷褥瘡（DTI）疑い：DDTI

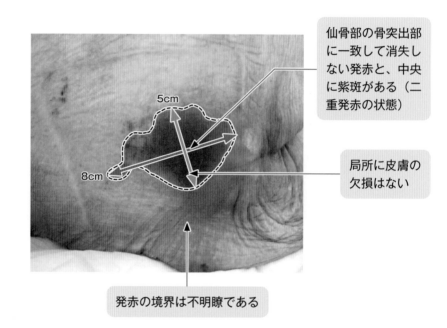

仙骨部の骨突出部に一致して消失しない発赤と、中央に紫斑がある（二重発赤の状態）

5cm

8cm

局所に皮膚の欠損はない

発赤の境界は不明瞭である

▶ アセスメントのポイント

　数時間廊下の床板の上で倒れており、「後ろ向きに転倒した」という患者の発言から、体位はおそらく仰臥位で、床板に仙骨部が接触していた可能性があります。硬い床板に長時間接触した状態で、体重がかかって発生した褥瘡と考えられます。発生してから数時間が経過した状態で、急性期の褥瘡といえます。

　局所に皮膚の欠損はなく、仙骨部の骨突出部に一致して消失しない発赤と、中央に紫斑があり、二重発赤の状態です。発赤も淡い発赤と濃い発赤が存在しており、現段階で創の範囲は不明瞭な状態です。紫斑部分が壊死するかどうかは、今後の経過を見守る必要があります。

今後のケア

体位変換を行いますが、腰椎圧迫骨折に対してコルセットを装着することや疼痛コントロールをすることで活動性が上がる可能性が高いため、体圧分散寝具は圧再分配効果も考慮しながら、ある程度安定性が保てるタイプを選択し、活動性を下げないケアを検討します。

また、局所の処置として、ずれや摩擦等の外的刺激から保護するために、透明のポリウレタンフィルムドレッシング材（**図1**）で保護し、毎日観察を継続します。フィルムの上から発赤と紫斑部分のマーキング（**図2**）を行い、毎日色調の変化を観察します。フィルムを剥がす際は剥離剤を用います。あるいは剥離刺激が少ないフィルム材を用いて保護し、フィルム剥離時の皮膚剥離に注意します。

図1 ● ポリウレタンフィルムドレッシング材の例

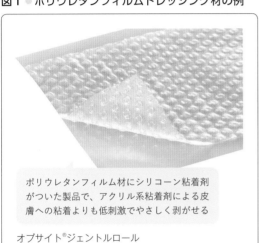

ポリウレタンフィルム材にシリコーン粘着剤がついた製品で、アクリル系粘着剤による皮膚への粘着よりも低刺激でやさしく剥がせる

オプサイト®ジェントルロール
（スミス・アンド・ネフュー株式会社）

図2 ● 褥瘡部のマーキングの例 （※p31とは別事例）

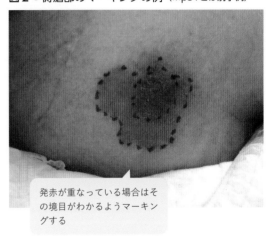

発赤が重なっている場合はその境目がわかるようマーキングする

「深さ」のつけ方エクササイズ

自分で
つけて
みよう!

Case1 　右下腿部褥瘡

貝川恵子

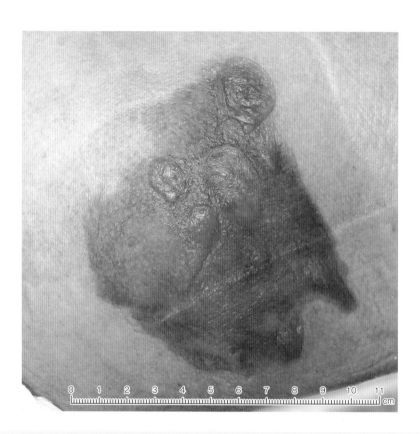

70歳代、男性

(疾　患) パーキンソン病

(追記事項) 自宅で長時間倒れて動けないところを発見され、入院となる。
入院時CK：11,619 U/L

▶DESIGN-R®2020をつけてみよう

─────────────────────────

─────────────────────────

▶アセスメントしたポイント

─────────────────────────

─────────────────────────

深部損傷褥瘡（DTI）疑いの評価
DDTI-e1s12i1g0n0p0：14点

▶ 採点のポイント

● 深さ（D）＝深部損傷褥瘡疑い：DDTI
● 滲出液（E）＝滲出液漏出：e1

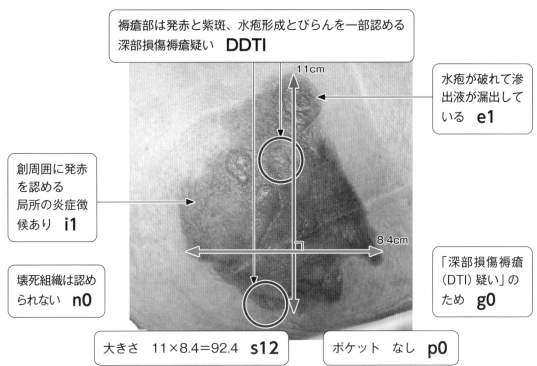

褥瘡部は発赤と紫斑、水疱形成とびらんを一部認める
深部損傷褥瘡疑い **DDTI**

11cm

水疱が破れて滲出液が漏出している **e1**

創周囲に発赤を認める局所の炎症徴候あり **i1**

8.4cm

「深部損傷褥瘡（DTI）疑い」のため **g0**

壊死組織は認められない **n0**

大きさ　11×8.4＝92.4 **s12**

ポケット　なし **p0**

▶ アセスメントのポイント

　この症例は急性期褥瘡です。急性期褥瘡は以下のように定義されています。

　「褥瘡が発生した直後は局所病態が不安定な時期があり、これを急性期と呼ぶ。時期は発症後おおむね1〜3週間である。この間は褥瘡の状態は発赤、紫斑、浮腫、水疱、びらん、浅い潰瘍などの多彩な病態が短時間に現れることがある」[1]

　入院前に自宅で倒れてから発見まで長時間の圧迫が認められ、入院時のCK値も高値です。

▶ ケアのポイント

　急性期は頻回の観察が必要です。この症例では、水疱が破裂しており、水疱蓋を保護する目的で非固着性ドレッシング材を使用しました。基本的動作能力が低下しているため、体圧分散マットレスは交換圧切替型エアマットレスを使用しました。

引用文献
1. 日本褥瘡学会用語集. https://www.jspu.org/medical/glossary/（2023/7/7アクセス）

自分で
つけて
みよう!

Case2　尾骨部褥瘡

貝川恵子

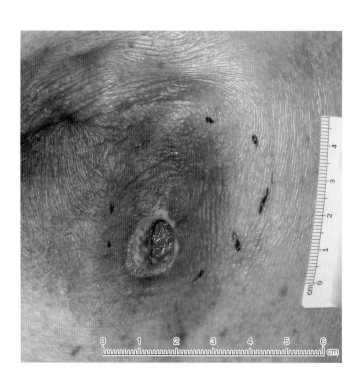

80歳代、女性

- **疾　患** 多発性骨髄腫
- **追記事項** 化学療法中、全身倦怠感で基本的動作能力が一時的に低下し、褥瘡が発生。ガーゼの交換は毎日1回行っている。血液症状としてひどい貧血がある。ポケットの形成を認める。

▶DESIGN-R®2020をつけてみよう

▶アセスメントしたポイント

皮下組織までの損傷の評価
D3-e3s3i0g1N3P12：22点

▶ 採点のポイント

● 深さ（D）＝皮下組織までの損傷：D3

創縁と創底部の段差があるため「皮下組織までの損傷」 **D3**

創周囲に炎症反応は認められない **i0**

創壁に白色壊死組織(⬭)を認める **N3**

良性肉芽を創面の90％以上に認める **g1**

1日1回ガーゼ交換を行っているので「中等量」の滲出液 **e3**

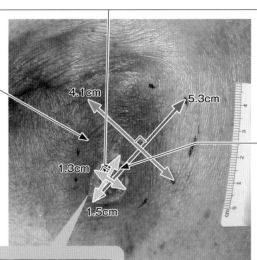

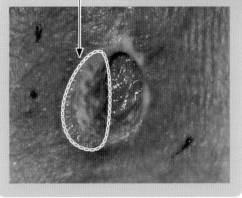

4.1cm
5.3cm
1.3cm
1.5cm

▶ アセスメントのポイント

深さは創縁と創底部の段差があるため、「皮下組織までの損傷」D3と判断しました。

大きさは1.5×1.3＝1.95で「s3」、ポケットは5.3×4.1−1.5×1.3＝19.78で「P12」としました。

創壁に白色壊死組織を認めます。症例の疾患から貧血が強く、創底部の肉芽色も気にかけなくてはいけません。現状では、貧血時に生じる白色とは言い切れないと判断し、「g1」「N3」としました。

▶ ケアのポイント

　皮膚をポケット方向にずらしてみると、ポケット内部には壊死組織が残存していました（**図1**）。ポケット内部の清浄化が図れない場合は、ポケット切開を検討する必要があります。しかし、本症例は血液疾患の化学療法中で、易感染状態、血小板減少など副作用を認めていたため、ポケット切開はせず、精製白糖・ポビドンヨード製剤をポケット内部に充填し、清浄化に努めました。

図1 ● ポケット内部の壊死組織の確認

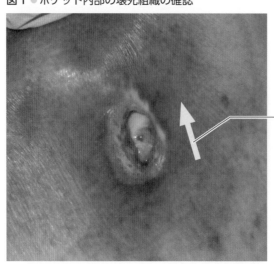

皮膚をポケット方向に
ずらした

「深さ」のつけ方エクササイズ

自分で
つけて
みよう!

Case3 腸骨部褥瘡

山中なみ子

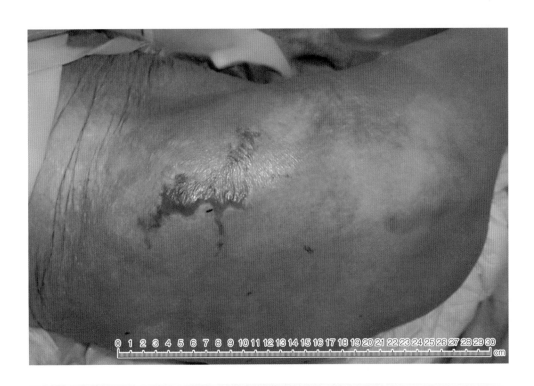

70歳代、女性

| 疾　患 | パーキンソン病。自宅から施設入所後に発熱が続き、在宅医から紹介された。腸骨部などに多発の褥瘡あり。 |

追記事項 黒色部は血疱様で浮遊感があり、その周辺から大腿にかけて発赤や熱感、握雪感があった。
WBC：12,000/μL、CRP：19.44mg/dL、CK：24U/L、Alb：1.6g/dL。

▶DESIGN-R®2020をつけてみよう

▶アセスメントしたポイント

深部損傷褥瘡（DTI）疑いの評価
DDTI-e0S15I9g0n0p0：24点

▶ 採点のポイント

● 深さ（D）＝深部損傷褥瘡（DTI）疑い：DDTI
● 炎症/感染（I）＝局所の明らかな感染徴候あり、全身的影響もある：I9

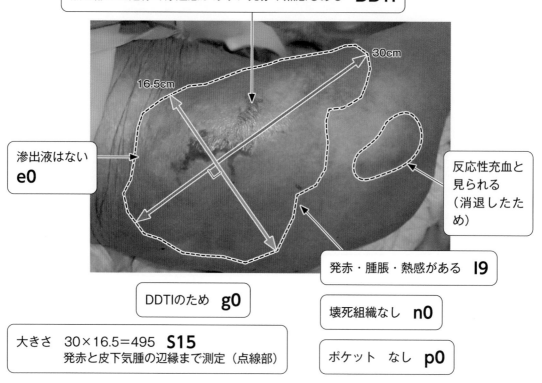

黒色部は血疱様で浮遊感があり、発赤や熱感もある **DDTI**

30cm

16.5cm

滲出液はない **e0**

反応性充血と見られる（消退したため）

発赤・腫脹・熱感がある **I9**

DDTIのため **g0**

壊死組織なし **n0**

大きさ　30×16.5＝495 **S15**
発赤と皮下気腫の辺縁まで測定（点線部）

ポケット　なし **p0**

▶ アセスメントのポイント

　黒色部周辺は浮遊感があり、発赤、腫脹、熱感もあるため感染が疑われます。

　握雪感は皮下気腫を示し、ガス壊疽の可能性があったため早急に医師への報告が必要でした。

　皮膚組織の損傷は見た目以上に大きく、創の状態は悪化したような変化を見せることが予測されました。DTIでは、見た目以上に皮膚組織が深部まで損傷している場合が多くあります。また、発赤や腫脹を伴う創傷に発熱がある場合、蜂窩織炎や生命を脅かすガス壊疽の存在を確認する必要がありました。

▶ ケアのポイント

　速やかに医師に報告した結果、ガス壊疽の有無や全身状態を確認するために血液データや画像による評価が行われました。ガス壊疽が確認され、医師によって低侵襲の切開が行われ、抗生物質の全身投与をはじめとする全身管理が開始されました。

　切開までは損傷部全体を非固着性ガーゼで保護しました。切開後は洗浄による清浄化と壊死融解促進のためにヨードホルムガーゼを使用して感染コントロールを図りました。

　滲出液が多い間はパッド類を使用して交換頻度を増やし、滲出液のコントロールを行いました。

　患者・家族に、褥瘡の状態や見込みについて適宜説明を行いました。

自分で
つけて
みよう！

Case4 仙骨部褥瘡

藤重淳子

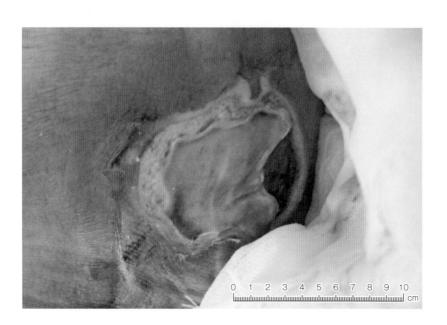

```
0 1 2 3 4 5 6 7 8 9 10
              cm
```

70歳代、男性

疾　患　心原性脳梗塞、慢性腎不全

追記事項　褥瘡発生時期ははっきりしない。
Alb：1.4g/dL、Hb：4.7g/dL、WBC：10,630/μL、CRP：10.0mg/
dL。発熱あり。血中よりMRSA検出。

▶ DESIGN-R®2020をつけてみよう

▶ アセスメントしたポイント

壊死組織で覆われている場合の評価
D4-E6s12I9G4N3P24：58点

▶ 採点のポイント

- ●深さ（D）＝開放部から綿棒等によりポケット部が測定できているため、壊死は創底から浮いている：D4
- ●炎症/感染（I）＝全身的影響あり：I9
- ●ポケット（P）＝大きなポケットがある：P24

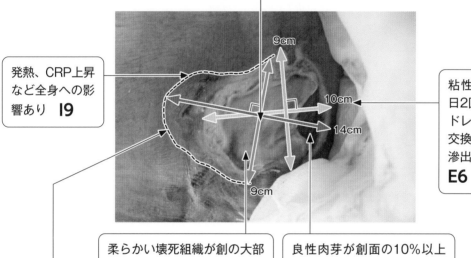

壊死組織で覆われているがポケットの確認ができ、深さは皮下組織を超えていると判断 **D4**

発熱、CRP上昇など全身への影響あり **I9**

粘性があり1日2回以上のドレッシング交換 滲出液多量 **E6**

柔らかい壊死組織が創の大部分を占めている **N3**

良性肉芽が創面の10%以上50%未満 **G4**

ポケット　14×9−10×9＝36 **P24**

大きさ　10×9＝90 **s12**
（肉眼的に見えるところを測定）

▶ アセスメントのポイント

● **深さ（D）**：1つの創に深さの異なる部分があります（**下図①〜③**）。そのような場合は最も深い部分で判断します。この創は多くの部分が壊死組織で覆われていますが、**下図③**の部分は開放されており皮下組織を超えると判断され、D4としました。

● **炎症/感染（I）**：褥瘡の状態および全身への影響について、多方面から情報収集します。局所の発赤、粘度の高い滲出液、発熱、炎症所見高値などから、全身への影響ありと判断しました。

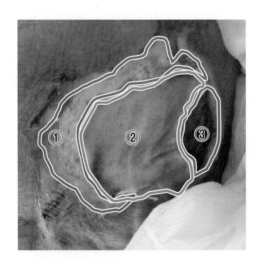

▶ ケアのポイント

　創が壊死組織で覆われていると滲出液のドレナージ不良が生じることがあります。感染・敗血症を起こすと生命にかかわることがあり、こうなると早急な対処を要します。本事例の場合、壊死組織と皮膚、さらに創底との境界は明瞭となっており、外科的デブリードマンが可能な状態と考えられ、速やかに医師へ報告、処置を依頼しました。

　壊死組織の切除とポケット開放、抗菌薬の全身投与が開始されました。滲出液の創内への貯留はなくなり、血液データの改善がみられました。その後は滲出液の量を参考に外用薬を選択しました。

「深さ」のつけ方エクササイズ

自分で
つけて
みよう!

Case5　仙骨部褥瘡

小林智美

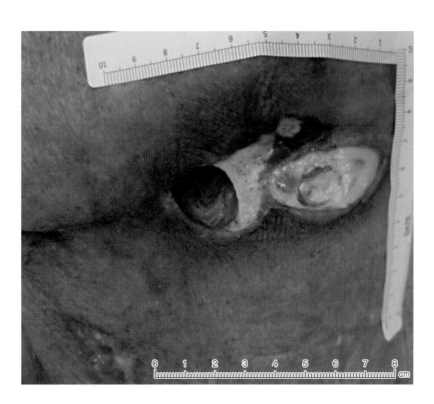

60歳代、男性

疾　患) 心不全

追記事項) 自宅のこたつで動けなくなっていたところを訪問した看護師が発見し救急
要請を行い、緊急入院となった。連結した2つの褥瘡があり、壊死組織の
自己融解が進んでいる。

▶DESIGN-R®2020をつけてみよう

▶アセスメントしたポイント

皮下組織を超える損傷の評価
D4-E6s8I3CG6N3P6：32点

▶ 採点のポイント

- 深さ（D）＝より深いほうの褥瘡を判定：D4
- ポケット（P）＝2つの褥瘡がつながっているかどうかを確認：P6

より深いほうの左側の褥瘡で判断。骨は触れないため **D4**

滲出液が多量にあり、ドレッシング交換を数回行う **E6**

創表面のぬめりを確認したため **I3C**

鑷子でつまむことができる壊死組織が存在するため **N3**

良性の赤い肉芽は視認できないため **G6**

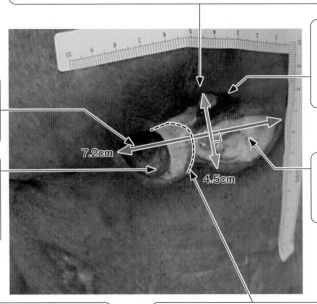

7.2cm

4.5cm

大きさ　7.2×4.5＝32.4 **s8**

頭側にポケットの存在を確認 **P6**

▶ アセスメントとケアのポイント

　深さは最も深いところで採点します。右側の褥瘡は壊死組織の存在を認めるためDUとしたいところですが、左側のポケット形成を伴う褥瘡のポケット内を確認すると右側の褥瘡とはつながっていませんでした。左側の褥瘡は深く、D4と判定しています。長時間同一体位であったこと、こたつの中という特殊な環境で臥床していたことで自己融解が進み、自然と排膿されていた可能性があります。

　段差のある褥瘡のため、ポケットを含めてしっかり洗浄する必要があります。このケースでは創面のぬめりがありクリティカルコロナイゼーションが予測されたため、創面をしっかり洗浄するために、指にガーゼを絡めて少しこするように洗浄を行いました。ずれによりポケットが拡大しないように心不全の治療で頭側挙上する際は、背抜き・足抜き、適宜圧抜きを行い、褥瘡部の悪化防止に努めます。

自分で
つけて
みよう！

Case6 仙骨部褥瘡

貝川恵子

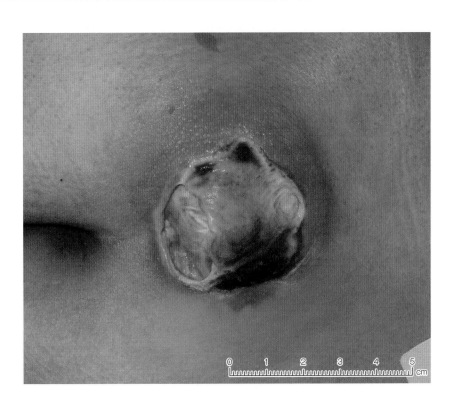

40歳代、女性

疾患 子宮頸がん、骨盤底再発、直腸浸潤

追記事項 他院で原疾患に対して化学放射線療法（全骨盤に50Gy照射）を実施していた。今回、緩和ケア目的で当院に転院となった。転院後7日目に仙骨部に褥瘡が発生し、褥瘡部が徐々に悪化し処置時に疼痛を訴えていた。

▶DESIGN-R®2020をつけてみよう

▶アセスメントしたポイント

壊死組織で覆われ深さの判定が不能な場合の評価
DU-e3s8i1G6N3p0：21点

▶ 採点のポイント

● 深さ（D）＝壊死組織に覆われているため深さ判定不能：DU
● 滲出液（E）＝全身の浮腫を伴い、中等量の滲出液を認める：e3

壊死組織に覆われているため深さ判定不能 **DU**

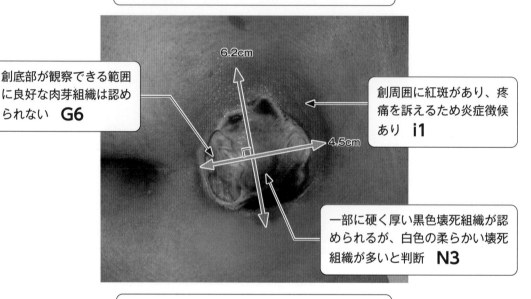

創底部が観察できる範囲に良好な肉芽組織は認められない **G6**

6.2cm

創周囲に紅斑があり、疼痛を訴えるため炎症徴候あり **i1**

4.5cm

一部に硬く厚い黒色壊死組織が認められるが、白色の柔らかい壊死組織が多いと判断 **N3**

全身の浮腫も伴い中等量の滲出液を認める **e3**

大きさ 6.2×4.5＝27.9 **s8**

ポケット なし **p0**

▶ アセスメントのポイント

この患者は終末期患者であり、骨盤底再発に伴うがん性疼痛が強く全骨盤に放射線治療を行っていることを大前提にアセスメントしました。

● 深さ（D）：壊死組織に覆われているため深さ判定が不能です。
● 滲出液（E）：1日1回のドレッシング交換を行っているため中等量の滲出液を認めます。
● 大きさ（S）：6.2×4.5＝27.9 潰瘍部位だけではなく、発赤・紅斑部位を含めて計測します。
● 炎症/感染（I）：創周囲に紅斑があり、疼痛を訴えるため炎症徴候があると判断しま

した。

- **肉芽組織（G）**：壊死組織に覆われていること、創底部が観察できる範囲にも良好な肉芽組織は認められません。
- **壊死組織（N）**：一部に硬く厚い黒色壊死組織が認められますが、白色の柔らかい壊死組織が多いと判断しました。

▶ ケアのポイント

患者の余命と褥瘡治癒までの期間を考慮し、褥瘡の治癒を目標にせず感染制御に努める処置を行いました。医師によって可及的に外科的デブリードマンを行い壊死組織の除去に努め、精製白糖・ポビドンヨードを用いて感染制御に努めました。また、処置時の疼痛に対して鎮痛薬を処置前に投与し、疼痛緩和を図りました。

「滲出液 (Exudate)」 のつけ方

栁井幸恵

Exudate		滲出液			
e	0	なし	E	6	多量：1日2回以上のドレッシング交換を要する
	1	少量：毎日のドレッシング交換を要しない			
	3	中等量：1日1回のドレッシング交換を要する			

日本褥瘡学会編：改定DESIGN-R®2020 コンセンサス・ドキュメント．照林社，東京：5. より引用

「滲出液」のつけ方ポイント

　ドレッシング材によって滲出液の吸収量は異なるため、評価はガーゼを貼付した場合を想定して行います（**図1**）。特に、創傷被覆材などの閉鎖性ドレッシング材を用いた場合、交換間隔は長くなる傾向にあります。交換した際のガーゼおよびドレッシング材に付着している滲出液の量と、交換までに経過した日数を確認します。

　実際にガーゼ交換を1日2回行っていても、そのガーゼ汚染が少量ならば「e3：中等量」に、逆に1日1回の交換でもガーゼ汚染が多ければ「E6：多量」になります。

　排泄物による汚染等の影響を受けることもあり、創傷からの滲出液と区別する必要があります。また、使用している薬剤の種類やドレッシング材の色や性状なども滲出液に影響します。これらを考慮したうえで、ガーゼに付着した滲出液の量・性状・におい・色などを観察することは、状態評価において重要な情報源となります。

図1 ●滲出液の評価の目安

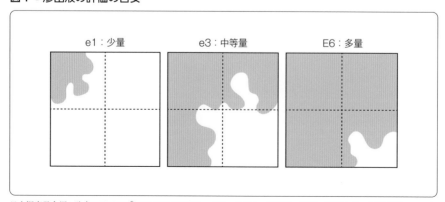

日本褥瘡学会編：改定DESIGN-R®2020 コンセンサス・ドキュメント．照林社，東京，2020：14. より引用

e3：中等量（1日1回のドレッシング交換を要する）

栁井幸恵

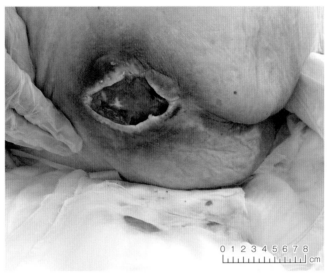

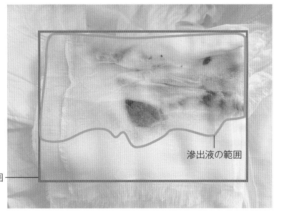

滲出液の範囲

ガーゼの範囲

80歳代、女性

疾　患 脳梗塞、嚥下障害

褥瘡部位 仙骨部

経過

　脳梗塞のため寝たきり状態で、自宅介護にて生活中の患者です。経口摂取量が徐々に低下し、誤嚥による肺炎を繰り返していたため、胃瘻造設目的で入院となりました。入院時すでに褥瘡があり、1日1回創洗浄後、精製白糖・ポビドンヨード軟膏の塗布とガーゼ保護を行っており、入院後3日目の状態です。

Part
3
DESIGN-R®2020の各項目のつけ方エクササイズ　「滲出液」のつけ方

D4-e3s9i0G4n0P9：25点

▶ 採点のポイント

- 滲出液（E）＝ガーゼ全体の3/4程度：e3

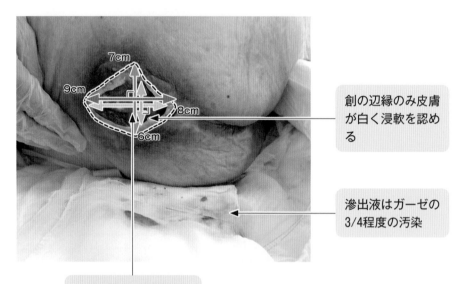

創の辺縁のみ皮膚が白く浸軟を認める

滲出液はガーゼの3/4程度の汚染

肉芽組織の浮腫はない

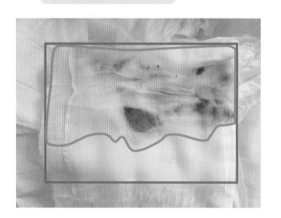

排泄物の汚染が含まれておらず、写真は前回の処置から約1日経過した状態

▶ アセスメントのポイント

　この症例の前回の処置は約1日前に施行されており、ガーゼ汚染は1日経過した状態と考えられます。排泄物の汚染もないため、滲出液によるガーゼの汚染はガーゼ全体の3/4程度と判断します。また、創周囲皮膚の状態としては、創の5〜7時方向の辺縁の一部のみ白く、滲出液が多く辺縁が浸軟している状況を認めますが、肉芽組織の浮腫やそれ以外の皮膚には浸軟の所見はありません。そのため、ガーゼの交換は1日1回程度でよいと考えます。

今後のケア

　滲出液は色味なども正常であり感染を疑わせる性状のものではないため、褥瘡対策チームと相談し、感染コントロールから、肉芽形成促進のケアへの変更を検討しました。

　創の洗浄後、トラフェルミン（遺伝子組換え）製剤を噴霧し30秒経過後、褥瘡・皮膚潰瘍治療薬（アルプロスタジル アルファデクス軟膏）を塗布し、ガーゼ保護としました。ただし、トラフェルミン製剤には滲出液を増加させる作用があるため、継続的に滲出液の量の確認が必要です。

　肉芽組織の一部（右下4時方向）に暗赤色の部分があり、肉芽組織に新たに圧迫がかかった可能性もあるため、ポジショニングと体位変換後の仙骨部の圧抜き（**図1**）などの圧再分配ケアを追加しました。

図1 ●仙骨部の圧抜きの方法

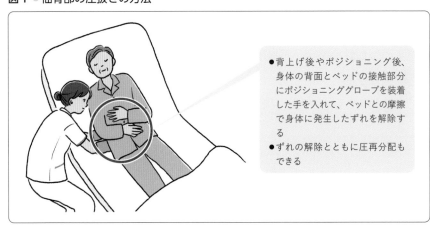

● 背上げ後やポジショニング後、身体の背面とベッドの接触部分にポジショニンググローブを装着した手を入れて、ベッドとの摩擦で身体に発生したずれを解除する

● ずれの解除とともに圧再分配もできる

E6：多量（1日2回以上のドレッシング交換を要する）

内山啓子

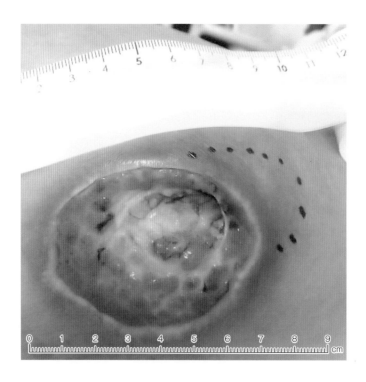

80歳代、女性

(疾　患) うっ血性心不全、下肢筋力低下

(褥瘡部位) 大転子部

DU-E6s8I3CG6N3P9：35点

▶ 採点のポイント

● 滲出液（E）＝壊死組織の存在や肉芽浮腫の状況から多量と判断：E6

黄色壊死組織が全体に固着しており、深さ判定不能　**DU**

壊死組織の存在や肉芽の浮腫状況ならびに1日1回のドレッシング交換から滲出液は多量と判断
E6

全体に白っぽく浮腫性の不良肉芽で良性肉芽はない　**G6**

滲出液が多く浮腫性肉芽であり、「臨界的定着疑い」**I3C**

創中央部と創面全体に黄色壊死組織　**N3**

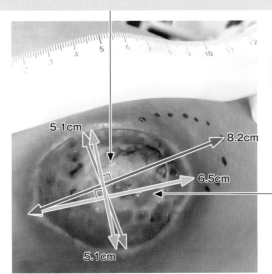

5.1cm

8.2cm

6.5cm

5.1cm

大きさ　6.5×5.1＝33.15　**s8**　　ポケット　8.2×5.1−6.5×5.1＝8.67　**P9**

▶ アセスメントのポイント

　深さについては、黄色壊死組織が固着しており、深さ判定はできません。また、壊死組織の存在や肉芽の浮腫状況から滲出液は多量と判断します。

　炎症/感染においては、滲出液が多く浮腫性肉芽であるため「臨界的定着疑い」の状態です。存在する肉芽は全体に白っぽく浮腫性の不良肉芽のため、良性肉芽はまったくありません。創中央部と創面全体に黄色壊死組織があります。

　大きさ（S）は6.5×5.1＝33.15で「s8」、ポケット（P）は、8.2×5.1−6.5×5.1＝8.67で「P9」となります。

▶ ケアのポイント

　臨界的定着は感染に移行しうる可能性が高い状態のため、抗菌外用薬を使用して感染コントロールを行います。

自分で
つけて
みよう！

Case1 尾骨部から殿部にかけての褥瘡

栁井幸恵

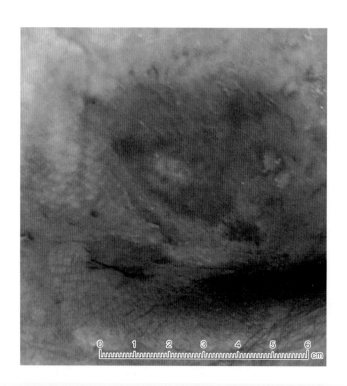

70歳代、女性

疾　患 肺炎

経　過 入院時持ち込み褥瘡。入院初日。褥瘡発生からは1週間程度経過しており、自宅で訪問看護にて褥瘡処置を1日1回行っていた。入院前日も処置は行われており、創洗浄後、精製白糖・ポビドンヨードを塗布したガーゼを貼付し、排泄物による汚染防止のためフィルムドレッシング材で覆っている。

▶DESIGN-R®2020をつけてみよう

....

▶アセスメントしたポイント

....

滲出液が多量な場合の評価

Aの褥瘡　**d2-E6s8i1g3n0p0:18点**
Bの褥瘡　**d2-E6s3i0g1n0p0:10点**

▶ 採点のポイント

● 滲出液（E）：1日2回のガーゼ交換が必要な程度の量：E6

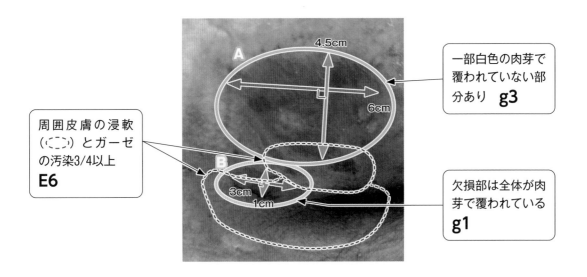

一部白色の肉芽で覆われていない部分あり **g3**

周囲皮膚の浸軟（ ⌒⌒ ）とガーゼの汚染3/4以上 **E6**

欠損部は全体が肉芽で覆われている **g1**

▶ アセスメントのポイント

　この褥瘡はAとBの2か所に及んでおり、それぞれで評価します。創は、臀裂に沿って創周囲皮膚が浸軟した状態を認め、皮膚剥離している所見があります。創傷自体は両方とも感染徴候はなく、広範囲が良性の肉芽組織で覆われています。訪問看護にて1日1回の処置を行っていましたが、ガーゼ汚染の範囲（**図1**）や浸軟していることからも、1日2回のガーゼ交換が必要な程度の滲出液の量が考えられました。ただし、フィルムドレッシング材で覆ってありましたが、排泄物による汚染の可能性も考える必要があるため、入院

図1 ● ガーゼ汚染の範囲

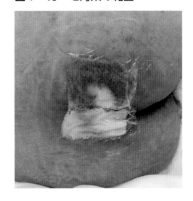

後継続して観察することが必要です。また、発症後1週間程度しか経過しておらず、急性期の褥瘡の状態と考えられます。急性期の褥瘡は滲出液も多いことが多く、時間の経過とともに滲出液の量は減少してくるので、継続的な観察が必要です。

▶ ケアのポイント

　感染徴候はないため、滲出液の吸収性の高い創傷被覆材に変更するか、１日２回の処置に変更するかを検討します。排泄物の汚染が考えられる場合は、臀裂部に沿って貼付が可能で、周囲皮膚の浸軟もあるため剥離刺激の少ない高吸収のものを選択します。例えば、シリコーン粘着剤を用いたポリウレタンフォームドレッシングで、臀裂部にフィットさせるように菱形に貼付します（**図1**）。

　交換頻度は週に２回程度から開始します。創傷被覆材がなければ、ガーゼ処置で１日２回の処置に変更します。急性期を過ぎれば、間もなく滲出液の量は減少してくると思われますので、１日１回の処置に変更可能と考えられます。

図1 ● 臀裂部へのドレッシング材貼付の例

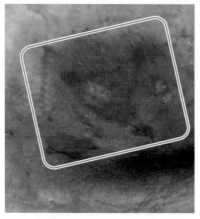

臀裂部にフィットさせるように
菱形に貼付する

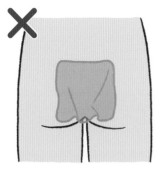

臀裂部のしわや排泄物のもぐり込みなどで、ドレッシング材が剥がれやすくなる

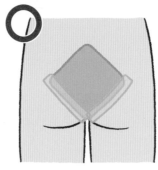

剥がれやすい部分を、テープなどで補強する

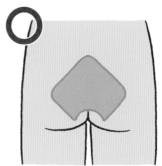

排泄物などが入り込んだりしないように、切り込みを入れる

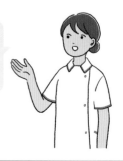

- 臀裂部にドレッシング材がかかると、臀裂部のしわから排泄物がもぐり込んだり、その部分が浮いてきたりします
- 臀裂を避ける、あるいは臀裂にかからない貼り方をすることで、長期の貼付が可能になります

「滲出液」のつけ方エクササイズ

自分で
つけて
みよう!

Case2 **仙骨部褥瘡**

栁井幸恵

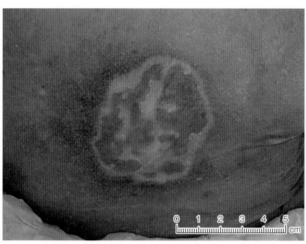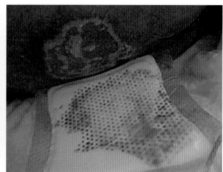

創洗浄後の状態

70歳代、女性

疾　患 脳梗塞、尿路感染

追記事項 入院10日目。入院時より創周囲の感染徴候を認めなかったため、ポリウレタンフォームドレッシング材を貼付。入院後3回目のドレッシング材交換。前回処置から3日が経過し、4日目の状態。

▶ DESIGN-R®2020をつけてみよう

▶ アセスメントしたポイント

滲出液の量の判断に苦慮する場合の評価
d2-e3s8I3Cg1n0p0：15点

▶ 採点のポイント

● 滲出液（E）：ドレッシング材の3/4程度の量：e3

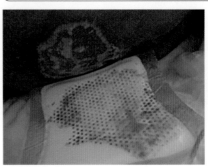

ドレッシング材の3/4程度の汚染に見えるが、実際は吸収し切れておらず、創傷被覆材から漏れ出ている　**e3**

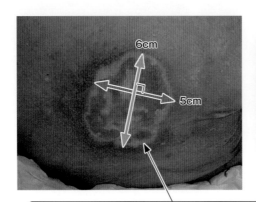

6cm
5cm

創自体は発赤・腫脹・熱感もなく、感染徴候を認めない
ドレッシング内にたまった滲出液はぬめりを帯び、膿性　**I3C**

▶ アセスメントのポイント

　局所は、感染を疑う所見がなく、一見治癒に進みそうな状態でしたが、創傷被覆材に吸収された（滲出液の粘性が高いため吸収されずに創面に残っていた）滲出液の性状から、臨界的定着疑いと評価しました。

　使用していた創傷被覆材は吸収力が高く、創処置の回数を減らすことが可能なものでしたが、この症例のように創傷被覆材が吸収困難な性状の滲出液の場合、滲出液の量は正確な判断が難しくなります。この症例では創傷被覆材の交換は4日目ですが、創傷被覆材から漏れていることから、実際にはもっと短期の交換が必要な量だったことが予測されます。

▶ ケアのポイント

　臨界的定着疑いと判断したため、感染コントロールの処置に変更します。滲出液の量も少なくはないため、1日1回の処置とし、滲出液を吸収する精製白糖・ポビドンヨード製剤とガーゼの処置に変更しました。滲出液の性状が正常化されたり、良質の肉芽形成が認められれば、創傷被覆材の処置に再度戻すことも検討します。

「滲出液」のつけ方エクササイズ

自分で
つけて
みよう!

Case3 仙骨部褥瘡

貝川恵子

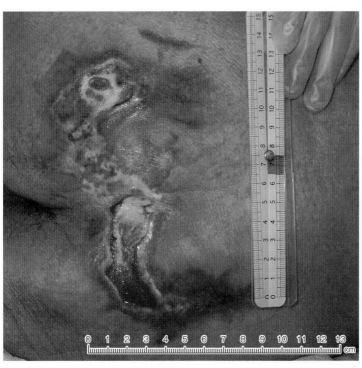
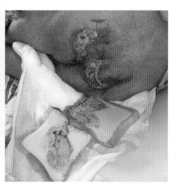

70歳代、男性

疾　患　肝膿瘍、肝細胞がん、認知症

追記事項　不明熱で近医に入院中に肝機能上昇、急性腎不全、播種性血管内凝固症候群（DIC）を発症し、敗血症性ショックの状態で当院に転院となった。

▶ DESIGN-R®2020をつけてみよう

▶ アセスメントしたポイント

Part
3

DESIGN-R®2020の各項目のつけ方エクササイズ　「滲出液」のつけ方

感染が疑われるときの滲出液の評価
DU-e3s9I3CG5N3p0：23点

▶ 採点のポイント

● 滲出液（E）：ガーゼを使用した場合を想定して（1日1回のドレッシング交換）判定し「中等量」の滲出液：e3

● 炎症/感染（I）：創底部は浮腫性で脆弱な肉芽組織を認め、ぬめりがある：I3C

1日1回のドレッシング交換のため中等量の滲出液　**e3**

創底部に一部壊死組織が認められ、壊死組織で覆われている　**DU**

創底部に自己融解が進んだ黒色～白色の柔らかい壊死組織　**N3**

創底部は浮腫性で脆弱な肉芽組織を認め、ぬめりがある　**I3C**

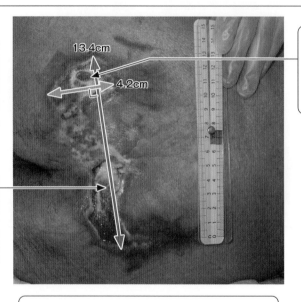

13.4cm

4.2cm

浮腫状の肉芽と全体的に肉芽色は白色で「良性肉芽が創面の10％未満を占める」　**G5**

大きさ　13.4×4.2＝56.28　**s9**

ポケット　なし　**p0**

▶ アセスメントのポイント

　滲出液（E）は、ガーゼを貼付したときをイメージして判断します。高吸収能ポリウレタンフォームドレッシング材を2日間貼付したときの状態を**図1**に示します。ガーゼを使用した場合を想定して、「中等量：1日1回のドレッシング交換を要する」（e3）と判断しました。

　大きさ（S）は、殿部の左右の創がつながっているため、創部全体のサイズで測ります。13.4×4.2＝56.28で「s9」となります。

図1　ポリウレタンフォームドレッシング材貼付後2日目

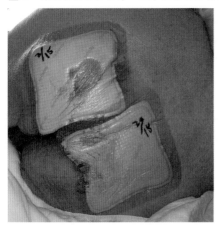 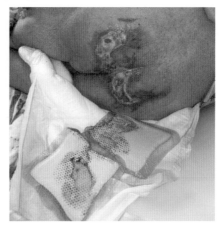

▶ ケアのポイント

　渗出液のコントロールと創サイズを縮小させる効果が期待できることから、高吸収能のポリウレタンフォームドレッシング材を使用しました。ドレッシング材で処置を開始した直後は、毎日、渗出液の吸収状態とドレッシング材の浮き・ずれがないか確認をしました。2日目で、肛門部からドレッシング材の浮きが認められたため処置を行いました。今後もドレッシング材が肛門部から浮いてくると考察し、2日毎の交換としました。

「大きさ (Size)」のつけ方

栁井幸恵

Size	大きさ	皮膚損傷範囲を測定：［長径（cm）×短径*3（cm）]*4			
s	0	皮膚損傷なし	S	15	100以上
	3	4未満			
	6	4以上　　16未満			
	8	16以上　36未満			
	9	36以上　64未満			
	12	64以上　100未満			

＊3　"短径"とは"長径と直交する最大径"である
＊4　持続する発赤の場合も皮膚損傷に準じて評価する
日本褥瘡学会編：改定DESIGN-R®2020 コンセンサス・ドキュメント．照林社，東京，2020：5．より引用

「大きさ」のつけ方ポイント

　「持続する発赤」の範囲も含む皮膚損傷の範囲を数値化して、その大きさからs0～S15にあてはめます。数値化にあたっては、長径と短径（長径と直交する最大径）を測定し（cm）、それぞれを掛け合わせたものを使います（**図1**）。

図1 ●大きさの測定方法

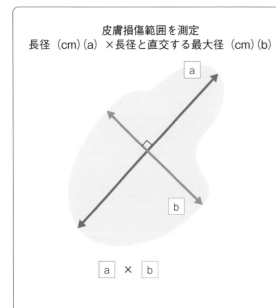

皮膚損傷範囲を測定
長径（cm）(a) ×長径と直交する最大径（cm）(b)

a × b

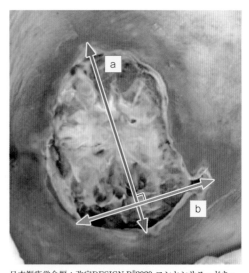

日本褥瘡学会編：改定DESIGN-R®2020 コンセンサス・ドキュメント．照林社，東京，202：14．より引用

測定する際には、大きさの目安として円形の創をイメージし、以下のような目途とします。

- s3「直径2cm未満」
- s6「直径4cm未満」
- s8「直径6cm未満」
- s9「直径8cm未満」
- s12「直径10cm未満」
- S15「直径10cm以上」

　留意点としては、毎回同一体位で測定すること、ポケット部は測定しないで表面から見える皮膚損傷を測定することです。上皮化している部分や周囲皮膚が浸軟している部分は測定範囲に含まれませんが、水疱の部分は測定範囲に含まれます。

※「大きさ（Size）」のつけ方の具体的な例に関しては、各症例の中で解説しているものをご参照ください。

「炎症/感染
(Inflammation/Infection)」のつけ方

栁井幸恵

Inflammation/Infection　炎症/感染					
i	0	局所の炎症徴候なし	I	3C*5	臨界的定着疑い（創面にぬめりがあり、滲出液が多い。肉芽があれば、浮腫性で脆弱など）
	1	局所の炎症徴候あり（創周囲の発赤・腫脹・熱感・疼痛）		3*5	局所の明らかな感染徴候あり（炎症徴候、膿、悪臭など）
				9	全身的影響あり（発熱など）

＊5　「3C」あるいは「3」のいずれかを記載する。いずれの場合も点数は3点とする

日本褥瘡学会編：改定DESIGN-R®2020 コンセンサス・ドキュメント．照林社，東京：5. より引用

■「炎症/感染」のつけ方ポイント

　炎症/感染の評価には、①局所の発赤・腫脹・熱感・疼痛、②滲出液の性状・量・色・におい・ぬめりの有無、③全身への影響・発熱・採血データなど、多方面からの情報収集が必要です。

　新たに追加された「臨界的定着（クリティカルコロナイゼーション）疑い」とは、肉眼的には明らかではないものの炎症が生じており、バイオフィルムを伴う細菌により感染が生じている状態です。明らかな感染徴候（発赤・腫脹・熱感・疼痛）は認めず、ぬめりを帯びて量が多い滲出液、浮腫性の肉芽組織などで判断します。感染に移行すると、細菌が宿主体内で増殖し、排膿、悪臭、全身の発熱などを伴います。

> **ひとくちポイント**
> 　褥瘡の局所のみではなく、覆っていたガーゼの状態も、日頃から観察することが大切です。

I3C：臨界的定着疑い

柳井幸恵

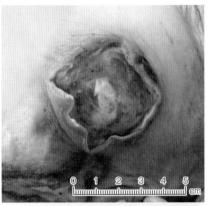

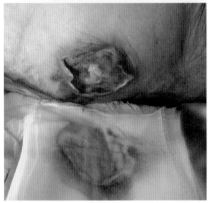

80歳代、女性

|疾　患| 肺炎

|褥瘡部位| 仙骨部

|追記事項| CRP：4.01mg/dL、WBC：6,000/μL、Hb：8.4g/dL、Alb：1.9g/dL

▌経過

　　この患者は施設入所中で、肺炎の診断で入院されました。入院時すでに一部壊死を伴う褥瘡があり、肺炎がやや落ち着いたところで、壊死組織の外科的切除と、ポケット切開を施行しました。その後、1日1回の創洗浄と精製白糖・ポビドンヨード軟膏塗布の処置を継続していました。現在、入院24日目です。

D4-e3s8I3CG5n0p0：19点

▶ **採点のポイント**

● 炎症/感染（I）＝創面はぬめりを帯びた滲出液で覆われている：I3C

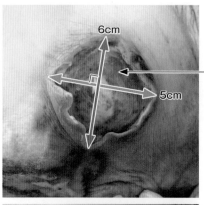

6cm

5cm

> 創傷自体に、発赤や熱感・疼痛はなく、顕著な感染徴候は認められない

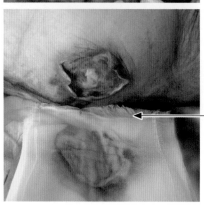

> ガーゼに付着した滲出液の性状はややくすみを帯びている

▶ **アセスメントのポイント**

　精製白糖・ポビドンヨード軟膏を塗布していますが、ガーゼに付着した滲出液の性状はくすみがありぬめりを帯びた状態で、量も多めです。肉芽の色も薄いピンクで、新しい肉芽組織の形成を認めていません。創傷自体に発赤や熱感・疼痛はなく、顕著な感染徴候は認められません。創傷治癒遅延を認め、ぬめりを帯びた滲出液の状態から、「臨界的定着疑い」と判断しました。

　臨界的定着とは、創面に定着した細菌がバイオフィルム（創表面に付着した微生物が自身を守るために産生する粘液とともにつくる膜状の集合体で、薬剤との接触を阻害し、流水のみでは除去できにくい性質をもっている）を形成し、薬剤や消毒、患者本人の免疫反応などを防御している状態で、このぬめりを帯びた細菌を機械的に除去する対応が必要となります。

今後のケア

　局所処置は、引き続き精製白糖・ポビドンヨード軟膏の塗布を継続します。処置前の創洗浄の際に、手袋装着した指で創面をこすって機械的な刺激を与え、バイオフィルムの除去をめざします（**図1**）。処置回数も1日2回へと増やし、創面の清浄化を図ります。

　体圧分散寝具やポジショニングは従来どおりでしたが、1週間後の創の状態に変化が現れ、新しい肉芽形成が始まりました（**図2**）。

図1 ●バイオフィルムの除去方法

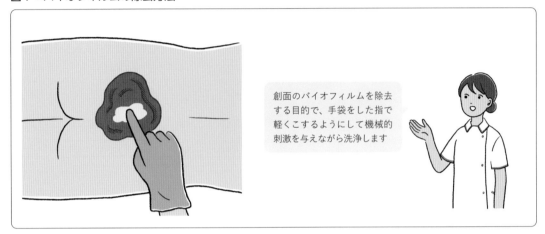

創面のバイオフィルムを除去する目的で、手袋をした指で軽くこするようにして機械的刺激を与えながら洗浄します

図2 ●肉芽形成し始めた褥瘡

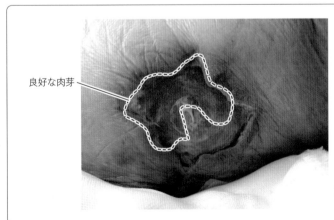

良好な肉芽

1日2回、指でこすりながらの洗浄を開始した1週間後、創表面のバイオフィルムは除去され、赤色で顆粒状の肉芽形成が始まった

I3C：臨界的定着疑い

柳井幸恵

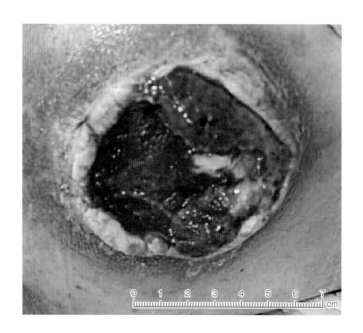

80歳代、女性

- （疾　患）脳梗塞、誤嚥性肺炎、腎盂腎炎
- （褥瘡部位）仙骨部
- （追記事項）CRP：3.27mg/dL、WBC：5,000/μL、Hb：8.4g/dL、Alb：1.7g/dL

経過

　この患者は自宅で寝たきりで過ごしていましたが、食事摂取量の低下によりやせてきたことと、自力体動困難もあり、体位変換などの介入が必要でした。しかし、介護力不足により、長時間の同一部位の圧迫が持続したことで褥瘡が発生しました。

　入院後は外科的に壊死組織の除去とポケット切開を行いました。その後、陰圧閉鎖療法を行い、現在はトラフェルミン（遺伝子組換え）製剤の噴霧と、アルプロスタジルアルファデクス軟膏（プロスタンディン®軟膏）の塗布で1日1回の処置を行っています。

WOCナースはこうつける 🔍

D4-E6s9I3CG4n0p0：22点

▶ 採点のポイント

● 炎症/感染（I）＝明らかな感染徴候はないが、臨界的定着を疑う所見：I3C

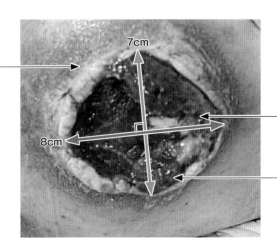

創辺縁の皮膚が白く変化した状態

7cm

8cm

滲出液はぬめりを帯び、量が多い状態

肉芽組織は浮腫性

▶ アセスメントのポイント

　ぬめりのある滲出液で覆われた創面は、触診でぬるっとしています。また、創辺縁の皮膚の白い部分は滲出液が多く、常に過剰の滲出液にさらされているため、皮膚が浸軟した状態です（図1）。肉芽組織も滲出液のコントロールができておらず、浮腫性になっています。発赤・腫脹・熱感のような明らかな感染徴候はありませんが、臨界的定着を疑う所見です。

　創の清浄化を図り、バイオフィルムを形成した細菌を洗い流す必要がありますが、流水での洗浄だけでは、このぬめりは十分には洗い流せません。

図1 ● 創の辺縁が白っぽいときに考えられる原因

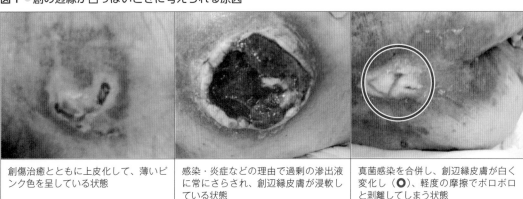

| 創傷治癒とともに上皮化して、薄いピンク色を呈している状態 | 感染・炎症などの理由で過剰の滲出液に常にさらされ、創辺縁皮膚が浸軟している状態 | 真菌感染を合併し、創辺縁皮膚が白く変化し（〇）、軽度の摩擦でボロボロと剥離してしまう状態 |

今後のケア

　局所処置は、滲出液が多いことと感染制御の目的から、精製白糖・ポビドンヨード軟膏の塗布に変更しました。処置回数も1日1回から2回に増やし、滲出液による肉芽組織の浮腫や辺縁皮膚の浸軟の予防に努めました。

　創洗浄の際には、綿球を使ってぬめりを取り除くように創面をこすりながら行いました。また、創周囲皮膚には白色ワセリンを塗布し（**図2**）、多量の滲出液による皮膚の浸軟の予防に努めました。滲出液の多い創はその辺縁組織を浸軟させてしまい、創辺縁の皮膚は脆弱になります。その結果、創サイズの拡大を招くことがあるため、ワセリンの塗布や皮膚被膜剤の散布など、創辺縁の皮膚を滲出液から守るケアが必要です。

図2 ● 創周囲の皮膚を浸軟から守る

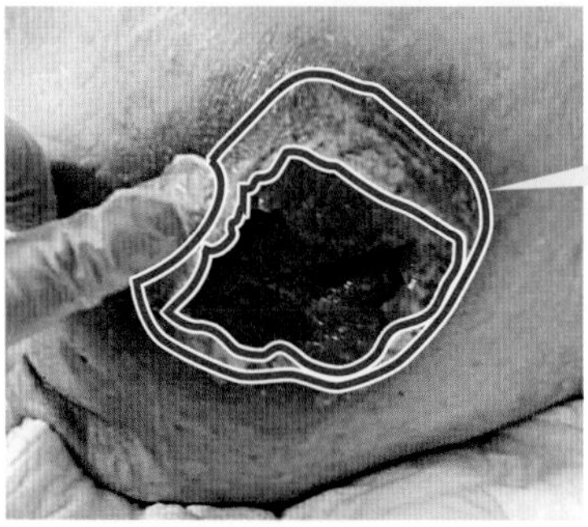

創周囲皮膚の浸軟の可能性がある部位全周に薄くワセリンを塗布する

「炎症/感染」のつけ方エクササイズ

自分で
つけて
みよう！

Case1　左踵部褥瘡

貝川恵子

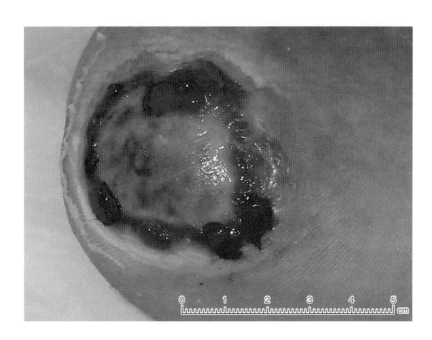

40歳代、男性

疾　患　後天性免疫不全症候群、ニューモシスチス肺炎

追記事項　創面にぬめりあり。黄色の部分は鑷子でつまむことができない。

▶DESIGN-R®2020をつけてみよう

▶アセスメントしたポイント

感染の評価

DU-E6s8I3CG6N6p0：29点

▶ 採点のポイント

● 炎症/感染（I）＝創面にぬめりと、創縁に脆弱な浮腫性肉芽：I3C

創底部は浮腫性で脆弱な肉芽組織に覆われ創面にはぬめりも認めた **I3C**

創中央部が黄色壊死組織に覆われているため、深さ判定不能 **DU**

創底部には壊死組織があり、創周囲には浮腫性の不良肉芽と、貧血と低栄養で白色を呈した肉芽しか認められない **G6**

浮腫性過剰肉芽が創周囲に認められ、滲出液が多量 **E6**

創底部の黄色壊死組織は鑷子でつまむことができない硬い壊死組織 **N6**

大きさ 5×4.6＝23 **s8**

ポケット なし **p0**

▶ アセスメントとケアのポイント

　後天性免疫不全症候群で易感染状態の患者です。

　創底部は硬い壊死組織に覆われ、創面にはぬめりがあり、創周囲には脆弱な浮腫性肉芽を認め、臨界的定着を疑う所見でした。

　これらのことから、褥瘡が感染に移行しないようスルファジアジン銀の外用薬で感染をコントロールしながら、壊死組織の軟化と融解に努めました。

「炎症/感染」のつけ方エクササイズ

自分で
つけて
みよう!

Case2 尾骨部褥瘡

貝川恵子

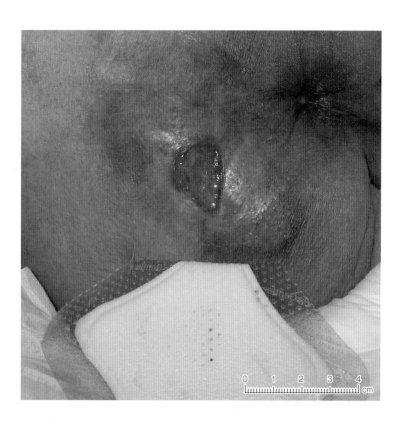

70歳代、男性

疾患 肺がん

追記事項 褥瘡発生後、定期的に評価を行ってきた。介入後、創傷治癒が進んでいたが、2週間程度で褥瘡部の創傷治癒遅延を認めた。座位時に創部に摩擦が生じ、創傷被覆材が頻回に剥がれて交換している状態で創面にぬめりが認められた。

▶DESIGN-R®2020をつけてみよう

▶アセスメントしたポイント

感染の評価
d2-e3s6I3CG6n0p0：18点

▶ **採点のポイント**

● 炎症/感染（I）＝創底部は浮腫性で脆弱な肉芽組織に覆われ創面にはぬめりを認める：I3C

● 深さ（D）＝創縁と創底部の段差がなく創周囲から表皮化を認める：d2

創底部に浮腫性で脆弱な肉芽組織、創面にはぬめりを認めた **I3C**

創縁と創底部の段差がなく創周囲から表皮化を認めるため「真皮までの損傷」 **d2**

創内部は浮腫性の不良肉芽。創縁は表皮化を認めた **G6**

2cm

2.8cm

壊死組織は認められない **n0**

ドレッシング材を頻回に交換。1日貼付していたときの滲出液の量を想定して **e3**

大きさ　2.8×2=5.6 **s6**　　ポケット　なし **p0**

▶ **アセスメントとケアのポイント**

　創傷治癒過程で治癒遅延を認めました。観察すると創底部には浮腫性の脆弱な肉芽とぬめりを認めました。臨界的定着疑いと判断し、創内部および創周囲は石けんを用いて洗浄後、生理食塩水で十分に洗浄を行った後、創面の細菌数を制御する目的でポビドンヨードで消毒、精製白糖・ポビドンヨードの処置、1週間と期限を決めて切り替え処置を行いました。

「炎症/感染」のつけ方エクササイズ

自分で
つけて
みよう!

Case3　踵部褥瘡

藤重淳子

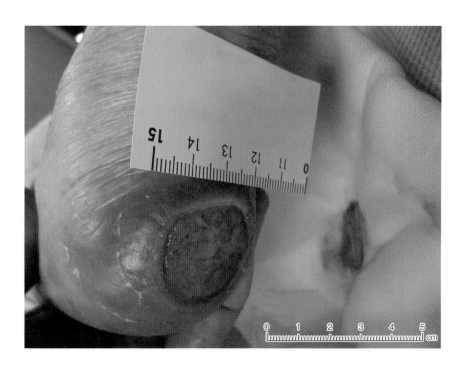

80歳代、女性

疾　患　慢性腎不全 急性増悪

追記事項　CRP：2.7mg/dL、Alb：1.9g/dL、Hb：9.4g/dL、発熱なし。
水疱として発見された。水疱内液は吸収されなかったため、発見から2週
間後に水疱蓋を切除した。外用薬はワセリンを使用し、ガーゼ、フィルム
ドレッシング材で被覆した。

▶ DESIGN-R®2020をつけてみよう

▶ アセスメントしたポイント

バイオフィルムの評価
D3-e3s6I3CG6n0p0：18点

▶ 採点のポイント

● 炎症/感染（I）＝白っぽくぬめりのある創面：I3C
● 深さ（D)＝創の足趾側創縁と創底に段差があるため、皮下組織までの損傷：D3

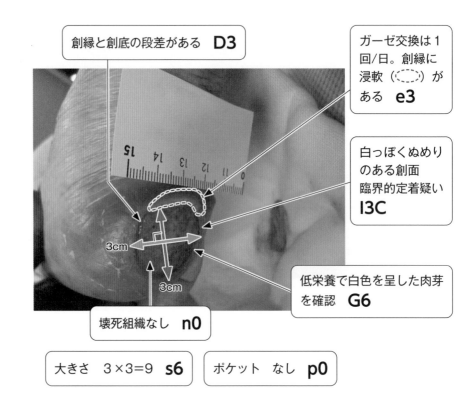

創縁と創底の段差がある **D3**

ガーゼ交換は1回/日。創縁に浸軟（- - -）がある **e3**

白っぽくぬめりのある創面 臨界的定着疑い **I3C**

低栄養で白色を呈した肉芽を確認 **G6**

壊死組織なし **n0**

大きさ 3×3=9 **s6**

ポケット なし **p0**

▶ アセスメントとケアのポイント

　治癒が遅延しているのは、バイオフィルム形成によるものと考えられました。バイオフィルムは流水のみでは除去できにくいため、ガーゼ等で創面をやさしくこすり機械刺激を与えました。さらに、外用薬は創面の清浄化を図るため精製白糖・ポビドンヨードへ変更しました。

　治癒遅延の原因がほかにないか、圧迫やずれなどがないか確認を行い、同時に嚥下評価、NSTの介入を依頼し、栄養状態の改善を試みました。

　上記処置により、創面のぬめりはなくなり、肉芽色は赤色に変化し、創は急速に収縮しました。

「炎症/感染」のつけ方エクササイズ

自分で
つけて
みよう！

Case4　右坐骨部褥瘡

小林智美

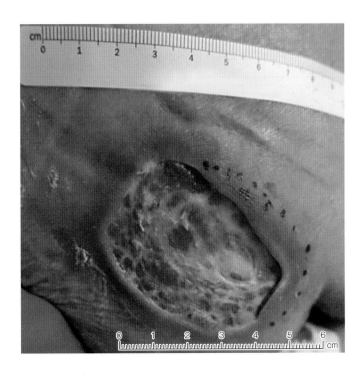

80歳代、女性

- 疾患　脳梗塞による転倒に伴う左大腿骨顆上骨折

- 追記事項　脳梗塞の際、意識障害が出現し、同時に転倒。骨折と脳梗塞による麻痺の
ために体動困難となり、様子を見に来た息子によって救急要請され、緊急
入院となった。入院後3週間経過し、ポケット形成があるため、チーム依
頼を受けた。

▶DESIGN-R®2020をつけてみよう

▶アセスメントしたポイント

炎症と見間違う褥瘡の評価
D3-e3s6i0G4N3P9：25点

▶ 採点のポイント

● 炎症/感染（I）＝創周囲にうっすら炎症があるように見えなくもないが、炎症後の色素反応であって、実際には炎症徴候はない：i0

治療にはイソジン®シュガーパスタを用いており、ガーゼ1枚を1日1回交換している **e3**

周囲との段差を確認したため、皮下組織までの損傷 **D3**

赤い良性肉芽がちらほらみられる **G4**

鑷子でつまむことができる壊死組織が存在する **N3**

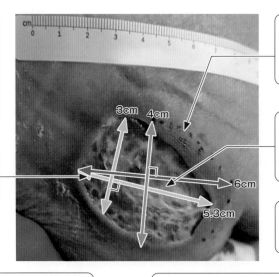

炎症の4徴候はない **i0**

大きさ　5.3×3＝15.9 **s6**

ポケット　6×4－5.3×3＝8.1 **P9**

▶ アセスメントとケアのポイント

　入院後3週間程度経過しており、炎症期は過ぎています。壊死組織も除去されつつあり、肉芽が確認できる状態です。そのため、創周囲の色素変化については一見、炎症ありのように見えますが、実は過去の炎症の名残と考えるほうが自然な経過となります。そのため「炎症なし」と判断しました。創部や創周囲の皮膚を触って、炎症徴候の有無を確かめることは、大切なフィジカルアセスメントです。また、この褥瘡がどのような経過を辿ってきたか情報収集しておくと評点しやすくなります。

　坐骨部は肛門との距離が近く、排泄物、特に便で汚染される可能性があります。排泄物と隔離する管理を行うことが重要です。例えば、ガーゼを固定する際にポリウレタンフィルムドレッシング材を用いることがありますが、便が入り込みやすい側を中心に貼付を行います。

Case5 仙骨部褥瘡

貝川恵子

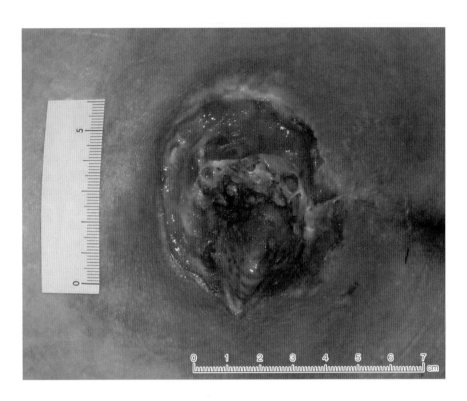

80歳代、男性

（ 疾 患 ）左精巣上体炎、多発性硬化症

（ 追 記 事 項 ）訪問看護師が毎日仙骨部褥瘡の処置を行っていた。発熱が持続、上記疾患
と仙骨部褥瘡の疼痛を主訴に入院となった。入院翌日すぐに医師による外
科的デブリードマンとポケット切開が行われた。

▶DESIGN-R®2020をつけてみよう

▶アセスメントしたポイント

浮腫性の評価
D4-E6s9I3CG5N3p0：26点

▶ 採点のポイント

● 炎症/感染（I）：滲出液は多く、浮腫性で脆弱な肉芽：I3C

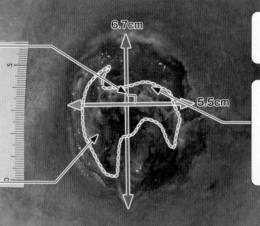

外科的デブリードマン後で脂肪層を超えて創底部が露出しているため「皮下組織を超える損傷」 **D4**

滲出液が多く浮腫性で脆弱な肉芽であり「臨界的定着疑い」 **I3C**

多量の滲出液を認める **E6**

外科的デブリードマンを繰り返し行っているため、柔らかい壊死組織（‥‥）のみが残存 **N3**

壊死組織内に浮腫状の肉芽が多くを占めている **G5**

6.7cm

5.5cm

| 大きさ　6.7×5.5=36.85 **s9** | ポケット　消失 **p0** |

▶ アセスメントとケアのポイント

　外科的デブリードマン後で脂肪層を超えて創底部が露出したため「皮下組織を超える損傷」と判断しました。多量の滲出液を認め、浮腫性で脆弱な肉芽であったため臨界的定着疑いと判断しました。肉芽組織は壊死組織内に浮腫状の肉芽が多くを占めているため「良性肉芽が創面の10％未満を占める」G5、壊死組織は、外科的デブリードマンを繰り返し行っているため、柔らかい壊死組織のみが残存しており、N3と判断しました。ポケットは切開後で消失しています。

　褥瘡部の疼痛を訴えていたため、感染制御を目的とした処置として、スルファジアジン銀の処置となりました。多量の滲出液を吸収したガーゼを創面に放置しておくと感染を助長してしまう危険性があるため、頻回のガーゼ交換が必要となりました。そのため1日2回の処置をするように訪問看護師に指示しました。1回目は、石けんを用いて十分に創内外を洗浄し、2回目は生理食塩水のみで創内外を洗浄しました。

「肉芽組織（Granulation）」の
つけ方

柳井幸恵

Granulation　肉芽組織					
g	0	創が治癒した場合、創の浅い場合、深部損傷褥瘡（DTI）疑いの場合	G	4	良性肉芽が創面の10％以上50％未満を占める
	1	良性肉芽が創面の90％以上を占める		5	良性肉芽が創面の10％未満を占める
	3	良性肉芽が創面の50％以上90％未満を占める		6	良性肉芽が全く形成されていない

日本褥瘡学会編：改定DESIGN-R®2020 コンセンサス・ドキュメント．照林社，東京：5. より引用

「肉芽組織」の評価の重要ポイント

　良性の肉芽組織が創面に占める割合で評価します。良性の肉芽組織とは、鮮紅色を呈し、適度な湿潤環境が保たれた状態で、血流がよく、易出血状態です。

　一方、不良肉芽には以下のようなさまざまな状態があります。

▶貧血色であるピンク色を呈したもの

▶血流が悪い暗赤色のもの

▶肉芽組織自体に浮腫を伴い、ブヨブヨした状態のもの

▶圧迫などの影響で、扁平化したもの

▶カリフラワー様に硬くボコボコしているが、触れると容易に脱落するなど、脆弱なもの

「深部損傷褥瘡（DTI）疑い」の場合は、基本的に「g0」になるため、注意しましょう。

Part 3 DESIGN-R®2020の各項目のつけ方エクササイズ　「肉芽組織」のつけ方

「肉芽組織」のつけ方　83

G4：良性肉芽が創面の10％以上50％未満を占める

栁井幸恵

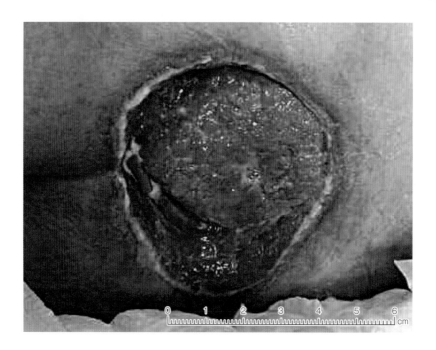

70歳代、女性

疾　患 てんかん

褥瘡部位 仙骨部

追記事項 CRP：5.35mg/dL、WBC：6,300/μL、Alb：1.9g/dL

経過

　もともとてんかんの既往があり、内服でコントロール中の患者です。ある日、ふらついて転倒後動けなくなり、自宅の台所の床に寝て過ごしていました。発熱と家族に対する反応が徐々に鈍くなり、緊急入院となりました。

　入院時、壊死組織で覆われた巨大褥瘡があり、壊死組織の外科的切除後、陰圧閉鎖療法や、軟膏処置などで治療を行い、現在74日目の状態です。現在の処置は創洗浄後、1日1回トラフェルミン（遺伝子組換え）製剤を噴霧していますが、滲出液が多いためガーゼ交換を1日2回行っています。

D3-E6s8I3CG4n0p0：21点

▶ 採点のポイント

● 肉芽組織（G）＝肉芽組織の色は赤というより薄いピンク色で、不良肉芽が多い。赤色の肉芽形成は3時方向のみのため、この部分を全体の20％程度と判断した＝良性肉芽が創面の10％以上、50％未満：G4

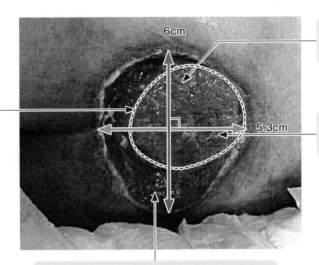

浮腫性のブツブツした不良肉芽

肉芽の色は薄いピンク色（⌣）

6cm

5.3cm

滲出液が多い状態

3時方向のみ赤色の良性肉芽形成を認める

▶ アセスメントのポイント

　創傷自体に発赤や熱感、疼痛はなく、顕著な感染徴候は認められません。創面は全体的に肉芽組織で覆われていますが、滲出液の量が多く、その肉芽は浮腫を伴いブヨブヨした部分が多いといえます。肉芽組織の色も赤というよりは、薄いピンク色を呈しており、浮腫性のブツブツした状態で不良肉芽組織の部分を多く認めます。3時方向（写真では下側）のみ赤色の肉芽形成を認め、この部分を全体の20％程度と判断しました。

　不良肉芽の原因としては、滲出液の多さと臨界的定着疑い（クリティカルコロナイゼーション）が予測され、いったん感染コントロールの処置に切り替え、滲出液のコントロール可能な処置に変更します。

今後のケア

　1日1回の洗浄後、精製白糖・ポビドンヨード軟膏の塗布とガーゼ保護にし、局所処置の薬剤を変更します。この軟膏は滲出液を吸収する作用があり、肉芽組織の滲出液の量を抑えるねらいです。滲出液の量によっては、引き続き1日2回の処置も検討します。

COLUMN

褥瘡の記録方法

　創の記録は画像で保存するのがよいでしょう。ただし、被写体との距離が統一されていないと、創のサイズ感が異なってしまうので、被写体との距離はある程度統一します。写真を撮る際の患者の体位も統一し、創の向きを揃えます。創とともにメジャーに日にちと患者の氏名を入れておくと経時的変化がわかりやすくなります。また、患者の頭側を0時として時計回りに方向を示すと、共通認識が可能になります。

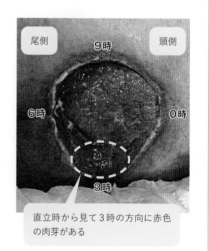

尾側　9時　頭側
6時　0時
3時

直立時から見て3時の方向に赤色の肉芽がある

G5：良性肉芽が創面の10％未満を占める

貝川恵子

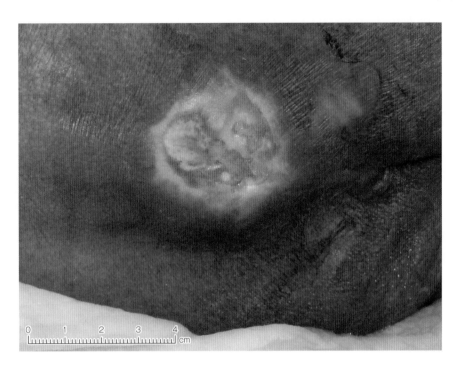

70歳代、男性

疾　患	肺がん、小腸穿孔、敗血症性ショック

褥瘡部位	尾骨部

追記事項	循環動態が悪く、低栄養で全身浮腫を認める。

経過

　小腸壊死を併発し、ショック状態に陥って集中治療室で全身管理中の状態の患者です。

d2-E6s6i0G5N3p0：20点

▶ 採点のポイント

● 肉芽組織（G）＝創内部全体は貧血によって肉芽色は不良。創縁に沿って良性肉芽を認めるが、良性肉芽が創面の10%未満：G5

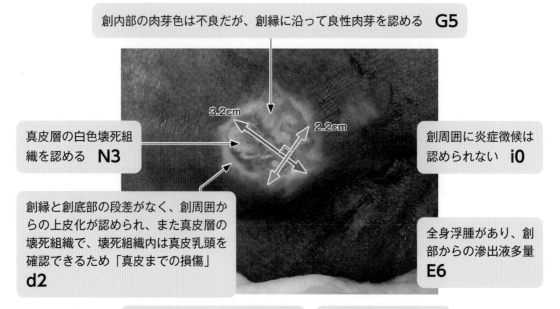

創内部の肉芽色は不良だが、創縁に沿って良性肉芽を認める **G5**

3.2cm　2.2cm

真皮層の白色壊死組織を認める **N3**

創周囲に炎症徴候は認められない **i0**

創縁と創底部の段差がなく、創周囲からの上皮化が認められ、また真皮層の壊死組織で、壊死組織内は真皮乳頭を確認できるため「真皮までの損傷」 **d2**

全身浮腫があり、創部からの滲出液多量 **E6**

大きさ　3.2×2.2=7.04 **s6**　　ポケット　なし **p0**

▶ アセスメントのポイント

　創縁と創底部の段差がなく、創周囲からの上皮化が認められ、真皮層の壊死組織で創底部には真皮乳頭が確認できるため、「真皮までの損傷」と判断しました。

　循環動態維持のためと低栄養で全身浮腫を認めるため、創部からの滲出液も多量に認められます。創周囲に炎症徴候は認められません。

　創底部に真皮層の白色壊死組織を認め、創内部全体は貧血によって肉芽色は不良ですが、創縁に沿って良性肉芽を認めます。

▶ ケアのポイント

　褥瘡処置時に側臥位になると酸素飽和度が急激に低下するため、短時間で処置を行わなければなりません。状態が不安定で創傷処置が実施不可能な日もあるため、感染予防のために銀含有ドレッシング材を使用しました。

「肉芽組織」のつけ方エクササイズ

自分で
つけて
みよう！

Case1　尾骨部褥瘡

清藤友里絵

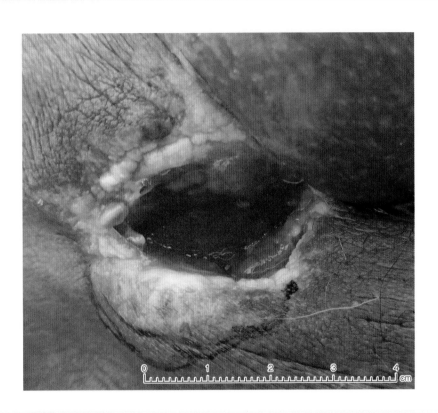

70歳代、男性

疾　患　出血性膵嚢胞

追記事項　創面にぬめりあり

▶DESIGN-R®2020をつけてみよう

▶アセスメントしたポイント

良性肉芽が占める割合の評価
D3-e3s6I3CG4N3P9：28点

▶ 採点のポイント

● 肉芽組織（G）＝創辺縁の肉芽は白色で浮腫状の不良肉芽だが、創中心部の肉芽はやや平坦で赤色の良性肉芽。創面の10%以上、50%未満：G4

皮下組織までの損傷
創縁と創底に段差があり筋肉
や骨には達していない **D3**

ぬめりがあり、浮腫状で脆
弱な肉芽を認める **I3C**

ガーゼ汚染は1/4
程度だが周囲皮膚
が浸軟しているた
め、滲出液中等量
e3

白色で浮腫状の不
良肉芽があり、良
性肉芽（╌╌）は
創全体の20%程
度 **G4**

柔らかい黄色壊死
組織（╌╌）があ
る **N3**

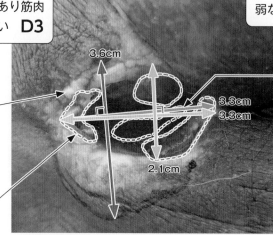

3.6cm
3.3cm
3.3cm
2.1cm

| 大きさ 3.3×2.1＝6.93 **s6** | ポケット 3.6×3.3−3.3×2.1＝4.95 **P9** |

▶ アセスメントとケアのポイント

　1/4程度のガーゼ汚染ですが、周囲皮膚が浸軟しているため、滲出液は中等量と判断します。創中心部の肉芽はやや平坦ですが、赤色で良性肉芽と判断します。創辺縁の肉芽は白色で浮腫状の不良肉芽です。

　処置のポイントは、①滲出液の吸収、②バイオフィルムの除去、③肉芽形成の促進、④創の変形の予防です。ぬめりがあり臨界的定着が疑われる創はバイオフィルムが増大し、創治癒が妨げられると考えられるため、バイオフィルムを除去する必要があります。低刺激性の洗浄剤で創面と周囲皮膚を洗浄し、抗菌作用があり水分を吸収する銀含有ハイドロファイバー®を創内に充填します。左右の殿部の皮膚が重なることで、褥瘡が変形し創縁どうしが密着することを予防するため、厚みのあるハイドロコロイドドレッシング材で保護し2日に1回交換します。栄養状態は肉芽形成に影響するため、低栄養状態の改善を図ります。

　これらの処置により周囲皮膚の浸軟は改善し、良性肉芽の増殖により創底が浅くなったため、ポリウレタンフォーム/ソフトシリコンドレッシング材に変更し、10日後に上皮化しました。

「肉芽組織」のつけ方エクササイズ

自分で
つけて
みよう!

Case2　坐骨部褥瘡

山中なみ子

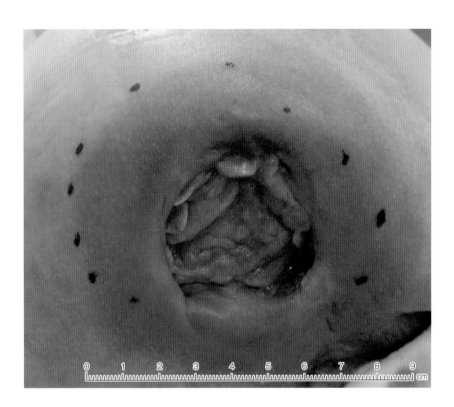

40歳代、女性

(疾　患)　10代で脊髄損傷後、車椅子生活となった。坐骨部褥瘡が治癒しない。

(追記事項)　自力による車椅子操作や移動は可能で生活は自立。食が細く体重は32kg。
BMI：12.8、Alb：2.8g/dL、Hb：8.2g/dL。

▶DESIGN-R®2020をつけてみよう

▶アセスメントしたポイント

肉芽の状態の評価
D4-E6s8I3CG6n0P12：35点

▶ 採点のポイント

● 肉芽組織（G）＝良性肉芽が全く形成されていない：G6

周囲にポケットがあり、一部に骨が触れる「皮下組織を超える損傷」 **D4**

肉芽は浮腫性で花弁状に増殖した不良肉芽である
良性肉芽が全く形成されていない **G6**

ガーゼは1日2回交換
滲出液多量 **E6**

創面のぬめりや滲出液に粘りがある「臨界的定着疑い」 **I3C**

壊死組織なし **n0**

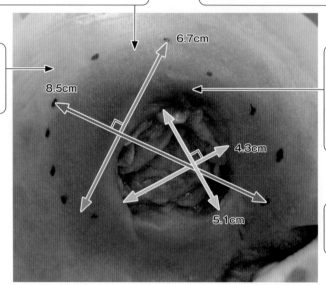

6.7cm

8.5cm

4.3cm

5.1cm

大きさ 5.1×4.3＝21.93 **s8**
創縁は創内側に巻き込まれていたため、創縁を確認して測定した

ポケット 8.5×6.7－5.1×4.3＝35.02 **P12**

▶ アセスメントとケアのポイント

　肉芽は、貧血や滲出液が多いため、浮腫状になっていると考えられます。創面のぬめりや粘りのある滲出液が多いため、臨界的定着疑いと判断できます。過剰な不良肉芽は、体圧や摩擦、ずれなどの外力が影響して起きていると考えられます。

　肉芽の浮腫を軽減し炎症状態を改善するために、能動的吸水力と抗菌作用のある精製白糖・ポビドンヨードを使用しました。

　姿勢や移動等による外力の評価を行い、車椅子用クッションの圧調整やプッシュアップの強化、移動方法の見直しなど摩擦やずれの低減を図りました。

　これらの処置により、不良肉芽は徐々に縮小し、創底は平坦になりました。

「肉芽組織」のつけ方エクササイズ

自分で
つけて
みよう!

Case3 仙骨部褥瘡

小林智美

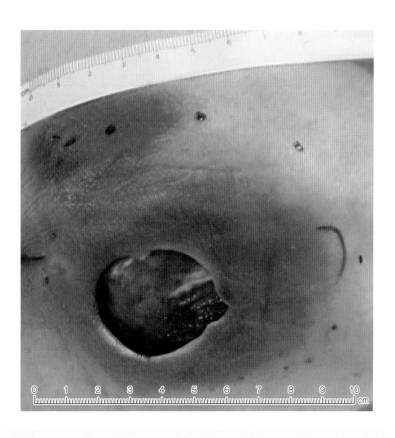

80歳代、女性

（疾　患）誤嚥性肺炎

（追記事項）施設入所中に施設の往診医により誤嚥性肺炎疑いがあるため、かかりつけ
である当院へ加療目的で入院となる。ポケットの存在は確認できるが、骨
には触れない。腱の露出を一部確認。創表面にはぬめりがある。

▶DESIGN-R®2020をつけてみよう

▶アセスメントしたポイント

肉芽の状態の評価
D4-E6s6I3CG5n0P24：44点

▶ 採点のポイント

- 肉芽組織（G）＝ポケット内は視認できないが、肉芽が全くないわけではない：G5
- 炎症/感染（I）＝ポケット内も含めてぬめりを確認、肉芽の色もやや黒っぽい：I3C

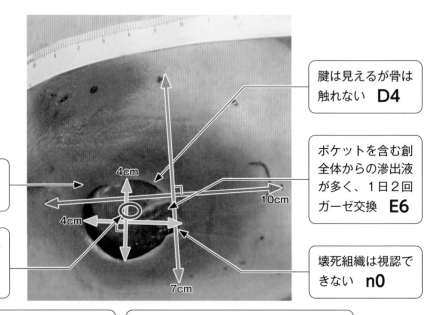

腱は見えるが骨は触れない **D4**

ポケットを含む創全体からの滲出液が多く、1日2回ガーゼ交換 **E6**

創表面のぬめりを確認した **I3C**

良性肉芽は10%以下と認められる **G5**

壊死組織は視認できない **n0**

大きさ　4×4＝16 **s6**　　ポケット　10×7−4×4＝54 **P24**

▶ アセスメントとケアのポイント

　腱は見えるが、少しずつ肉芽で覆われてきていることが推察されます。肉芽の色はまだらに黒っぽく見えるところがあるため、肉眼で確認できる範囲すべてが良性とは言い難いと思われます。

　施設でもポケット洗浄を含めて、褥瘡処置が適切に行われていたことが推察されます。ただし、おそらく石けん洗浄のみでウンドハイジーン（創傷衛生）を念頭に置いた洗浄方法ではなかった可能性が高く、そのため創部にぬめりがあったと思われます。しかし、明らかな壊死組織はなく、肉芽形成の時期であると判断されました。

　ポケットは毎回体位を変えて洗浄したほうがよいのですが、ポケット測定を行うときは毎回同じ体位で行います。ポケット洗浄は技術を要しますが、ウンドハイジーンの概念に基づいて、ブラシでしっかり洗浄するなどしてバイオフィルムを除去し、肉芽形成を促すケアが重要です。

自分で
つけて
みよう！

Case4 **仙骨部褥瘡**

貝川恵子

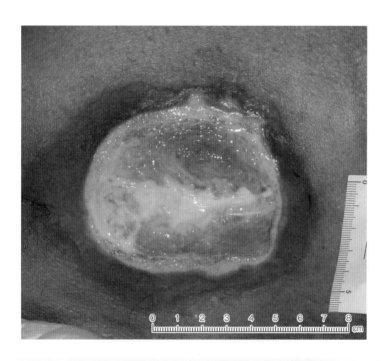

70歳代、男性

疾　患 市中肺炎、敗血症性ショック、慢性腎不全（透析中）、透析アミロイドーシス

追記事項 他院に肺炎で入院加療中、呼吸状態が悪化し人工呼吸器装着、家族の希望で転院となりました。仙骨部に褥瘡発生しMRSA検出。呼吸不全で人工呼吸器管理のため集中治療室に入室。

▶DESIGN-R®2020をつけてみよう

▶アセスメントしたポイント

臨界的定着疑いの肉芽の評価
D4-E6s9I3CG6N3p0：27点

▶ 採点のポイント

● 肉芽組織（G）＝浮腫状の脆弱な肉芽。色から全体的に不良肉芽とみられる：G6
● 炎症/感染（I）＝脆弱な肉芽組織に覆われ、ぬめりがあり悪臭も認める：I3C

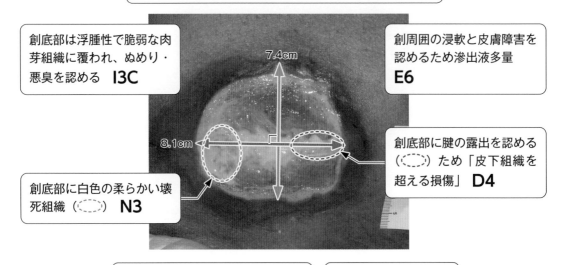

浮腫状で脆弱な不良肉芽で良性肉芽が見られない **G6**

創底部は浮腫性で脆弱な肉芽組織に覆われ、ぬめり・悪臭を認める **I3C**

創周囲の浸軟と皮膚障害を認めるため滲出液多量 **E6**

7.4cm

8.1cm

創底部に腱の露出を認める（ ⬭ ）ため「皮下組織を超える損傷」 **D4**

創底部に白色の柔らかい壊死組織（ ⬭ ） **N3**

大きさ 8.1×7.4=59.94 **s9**

ポケット なし **p0**

▶ アセスメントとケアのポイント

　創底部に腱の露出を認めるため、深さは「皮下組織を超える損傷」と判断しました。滲出液で創周囲は浸軟と皮膚障害を認めるため「滲出液：多量」としました。

　創底部は浮腫性で脆弱な肉芽組織に覆われ、ぬめりがあり悪臭も認めたため、「臨界的定着疑い」としました。

　肉芽組織は、浮腫状で脆弱な肉芽で色は全体的に不良でした。良性肉芽は認められません。また、創底部に白色の柔らかい壊死組織を認めます。

　創部はMRSAを検出しており、臨界的定着の疑いがあったため感染制御の目的で精製白糖・ポビドンヨードで処置を行いました。全身状態が不安定であったため、状態を観察しながら処置が十分できる状態のときにだけ石けんを用いて創洗浄を行いました。不安定な状態のときは、ガーゼに精製白糖・ポビドンヨードを塗布し、ガーゼだけを交換していました。

「壊死組織 (Necrotic tissue)」の つけ方

栁井幸恵

Necrotic tissue 壊死組織 混在している場合は全体的に多い病態をもって評価する					
n	0	壊死組織なし	N	3	柔らかい壊死組織あり
				6	硬く厚い密着した壊死組織あり

日本褥瘡学会編：改定DESIGN-R®2020 コンセンサス・ドキュメント．照林社，東京：5．より引用

「壊死組織」の評価の重要ポイント

壊死組織が混在しているときは、その範囲が多い像をもって判断します。

壊死組織はその柔らかさで判断します。

①創に蓋をしたように覆う厚く硬い壊死組織は「N6」。

②鑷子などを用いて壊死組織をつまむことができる、あるいは黄色や白い色を呈することが多い柔らかい壊死組織は「N3」。

壊死組織の硬さや厚さによって、デブリードマンの方法（**表1**）や選択する薬剤が異なります。例えば、「N6」の硬く厚い密着した壊死組織では、化学的デブリードマンは薬剤が壊死組織内に浸透しにくく、時間がかかります。

表1 ● 壊死組織除去の方法

外科的デブリードマン	メスを使って切除する
化学的デブリードマン	タンパク分解酵素などの薬剤を用いて壊死組織を溶かして除去する
機械的デブリードマン	高圧洗浄、wet-to-dry、超音波洗浄、手袋をした指でこする、など
自己融解	閉鎖性ドレッシング材などを用いて、生体がもつ自己融解作用を用いる
生物学的方法	マゴットセラピー（ウジ虫療法）

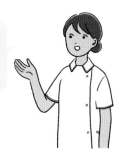

wet-to-dry法や指で軽くこする方法は、毎日の処置の際に行います

N6：硬く厚い密着した壊死組織あり

柳井幸恵

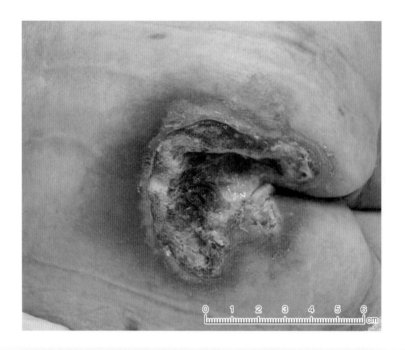

70歳代、女性

疾　患	脳梗塞、肺炎
褥瘡部位	仙骨部

経過

　患者は、自宅で家族の介護を受けながら生活していました。数日前から発熱を伴い、寝たきり状態となっていました。食事も食べられなくなり意識レベルの低下を認め、緊急入院となりました。入院時、黒色壊死で覆われた褥瘡がありました。褥瘡が熱源かどうかの確認も含めて、可及的に表面の壊死組織の外科的切除を行い、1日1回の精製白糖・ポビドンヨード軟膏塗布の処置を行い、14日目の状態です。現在、発熱はなく、局所の熱感や疼痛の訴えもありません。

ひとくちポイント

　原因不明の発熱患者に壊死で覆われた褥瘡があった場合、感染源が褥瘡である可能性を疑います。医師に褥瘡の状況を報告し、全身状態が許せば外科的デブリードマンや、エコー・CTなどの検査を検討します。

DU-e3s8i1G4N6p0：22点

▶ 採点のポイント

●壊死組織（N）＝創縁に近い部分では柔らかい壊死組織もあるが、創中心の黒色部は硬く、創底に密着した状態：N6

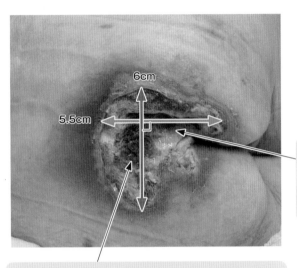

6cm

5.5cm

創表面は一部赤い部分もあるが、黄色と黒色の組織に覆われている

創縁に近い黄色部は、鑷子でつまめる箇所もあるが、創中心の黒色部などは硬く、創底に密着した状態

▶ アセスメントのポイント

　創表面を覆っていた黒色壊死組織は可及的に外科的切除をされましたが、まだ、その内側にある壊死組織が残存している状態です。創縁に近い部分では柔らかい壊死組織もありますが、中央には硬く密着した壊死組織が残存しています。

　入院時すでにあった褥瘡なので、褥瘡発生からの経過ははっきりしませんが、壊死組織切除後10日が経過しており、壊死の範囲はある程度限局化してきていると考えられます。褥瘡の頭側に淡い発赤を認め、ポケット形成・感染徴候が疑われます。

今後のケア

　全身状態が落ち着いていれば、再度、外科的切除を医師に相談します。それまでの局所処置としては、スルファジアジン銀クリーム等の水分の多い軟膏に変更し、感染コントロールをしながら壊死組織の自己融解を進めます。

N6：硬く厚い密着した壊死組織あり

内山啓子

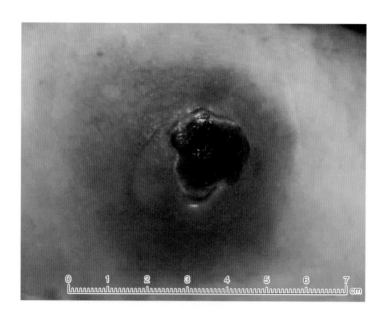

70歳代、男性

疾　患	脳出血

褥瘡部位	大転子部

追記事項 創周囲発赤、疼痛、熱感あり、悪臭あり。
TP：5.6g/dL、Alb：2.3g/dL、Hb：9.2g/dL、WBC：9,600/μL、
CRP：2.2mg/dL、発熱なし。

DU-e3s9I3G6N6p0：27点

▶ 採点のポイント

● 壊死組織（N）＝黒色の厚い壊死組織あり：N6

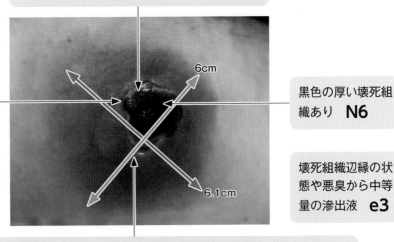

黒色壊死に覆われており深さ判定不能　**DU**

6cm

肉芽が全く形成されていない　**G6**

黒色の厚い壊死組織あり　**N6**

6.1cm

壊死組織辺縁の状態や悪臭から中等量の滲出液　**e3**

創周囲に発赤、腫脹、疼痛などの炎症徴候と悪臭があり、局所感染の状態　**I3**

大きさ　6.1×6＝36.6　**s9**　　ポケット　なし　**p0**

▶ アセスメントとケアのポイント

　黒色壊死に覆われており深さ判定不能です。壊死組織辺縁の状態や悪臭から、中等量の滲出液があると判断します。

　大きさは、6.1×6.0＝36.6です。大きさには周囲の発赤部分も含まれることに留意しましょう。

　創周囲に発赤、腫脹、疼痛などの炎症徴候と悪臭があり、局所感染の状態です。

　肉芽組織は全く形成されていません。黒色の厚い壊死組織があります。

　創周囲の感染部分にポケット形成の可能性はありますが、現時点では確認できないためポケットはなしとなります。

　すでに皮下で感染が拡がっている状態が予測され、ただちに切開・排膿処置を行う必要がありました。

「壊死組織」のつけ方エクササイズ

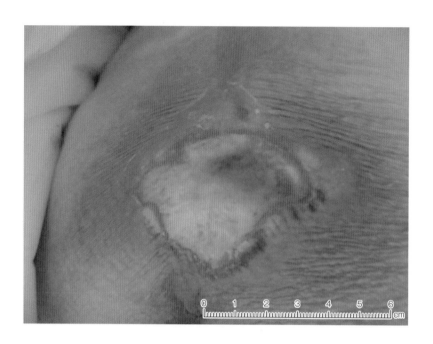

自分で
つけて
みよう！

Case1 仙骨部褥瘡

谷　明美

80歳代、女性

- **疾　患**　直腸がん、肝転移
- **経　過**　数日前より体動困難となり褥瘡が発生した。
- **追記事項**　創傷被覆材（ハイドロコロイドドレッシング材）を貼付したが、滲出液が多く、1日に何度も交換していた。入院時の創面はぬめりがあり、粘りのある滲出液によりハイドロコロイドドレッシング材が溶解し剥がれていた。

▶DESIGN-R®2020をつけてみよう

▶アセスメントしたポイント

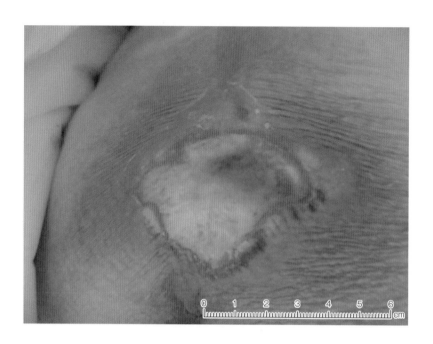

壊死組織の状態の評価
DU-E6s8I3CG6N6p0：29点

▶ 採点のポイント

- 壊死組織（N）＝硬く固着した壊死組織：N6
- 深さ（D）＝深さ判定不能：DU
- 炎症/感染（I）＝臨界的定着疑い：I3C

創部全体が壊死組織に覆われていて深さの判定不能　**DU**

創面はぬめりがあり、粘りのある滲出液「臨界的定着疑い」**I3C**

白色の壊死組織の中に一部黒色壊死組織が存在している。白色壊死組織、黒色壊死組織のどちらも鑷子でつまめない硬い壊死組織　**N6**

ハイドロコロイドが滲出液により溶解し、1日に何度も交換していた。創部周囲の皮膚が浸軟（⸝⸝）している多量の滲出液　**E6**

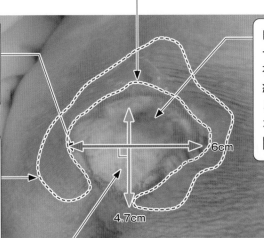

6cm

4.7cm

創部全体が壊死組織に覆われ、良性肉芽が形成されていない　**G6**

大きさ　6×4.7＝28.2　**s8**

ポケットなし　**p0**

▶ アセスメントのポイント

　直腸がんおよびその肝転移により、全身状態の悪化が認められます。創面にぬめりがあり、粘りのある滲出液が多く臨界的定着疑いの所見が認められます。創全体に硬い壊死組織が固着しています。

▶ ケアのポイント

●褥瘡部の洗浄

　泡立てた弱酸性の洗浄剤で、ドレッシング材やテープを貼付する部位より広い範囲を洗浄します。体温程度の微温湯で洗浄液が清浄化するまで洗い流します。微温湯で痛み

がある場合は、生理食塩水を使用します。創周囲の皮膚を流した後、創面を流します。水分はこすらず押さえるように拭き取ります。

●感染コントロールと壊死組織の除去

褥瘡の感染コントロールと壊死組織の融解促進のため、外用薬はスルファジアジン銀クリームを選択し、創面が覆える量を塗布します。壊死組織が鑷子でつまめる状態であれば、外科的デブリードマンを行います。処置に伴う苦痛や不安を最小限にするため、必要物品を事前に準備し短時間で行います。痛みを伴う場合は、処置前に鎮痛薬を使用し疼痛コントロールを図ります。

●健常皮膚の保護

褥瘡周囲の皮膚は滲出液にさらされているため、撥水クリームを塗布し、浸軟を予防します。滲出液の量により、処置回数やドレッシング材の変更等を検討します。

▶ その後の経過

スルファジアジン銀クリームの塗布と、外科的デブリードマンを実施し、壊死組織が除去されました。

肉芽組織が浮腫状になったため、精製白糖・ポビドンヨード軟膏に変更し、良性肉芽増生のケアを継続し、緩やかな治癒経過を辿りました。

参考文献

1. 紺家千津子, 清藤友里絵, 渡辺光子：褥瘡アセスメントケア問題集 5. ケア手技. 田中秀子監修, 創傷ケアワークブック スキン-テア/褥瘡/下肢潰瘍. 日本看護協会出版会, 東京, 2020：95-102.

「壊死組織」のつけ方エクササイズ

自分で
つけて
みよう！

Case2 　左腸骨部褥瘡

藤重淳子

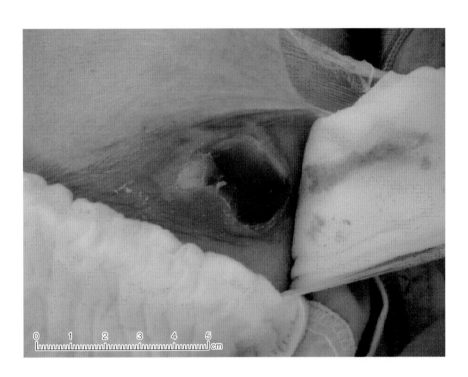

80歳代、女性

(疾患) 外傷性くも膜下出血

(追記事項) 入院時にはすでに創全面が硬い黒色壊死に覆われており、33日目の状態。

▶DESIGN-R®2020をつけてみよう

▶アセスメントしたポイント

黒色壊死組織の状態の評価
DU-e1s6i0G6N6p0：19点

▶ 採点のポイント

● 壊死組織（N）＝黒色壊死が大部分を占めている：N6

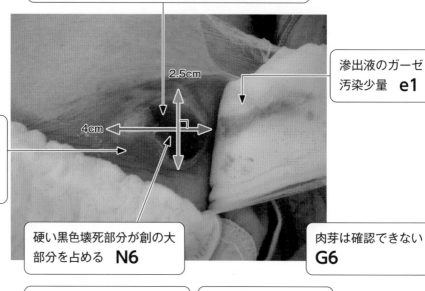

壊死組織に覆われており創底が確認できず **DU**

滲出液のガーゼ汚染少量 **e1**

発赤（充血性反応）のみ、局所の炎症なし **i0**

硬い黒色壊死部分が創の大部分を占める **N6**

肉芽は確認できない **G6**

大きさ　4×2.5＝10 **s6**

ポケット　なし **p0**

▶ アセスメントとケアのポイント

　黄色と黒色の壊死組織が混在している場合は、全体的に多い病態をもって判断します。硬い黒色壊死組織が大部分を占めているため、N6と判断しました。

　創周囲に発赤がある場合、炎症によるものか一時的な充血性反応かの確認が必要です。また、上皮化したばかりの部分ではピンク色を呈するため、炎症と間違いやすいですが、この症例は炎症所見なしと判断しました。

　壊死組織はまだ創底に密着している状態で、外科的デブリードマンには時期が早いと考えました。創面に油脂性基剤軟膏の白色ワセリンを塗布しポリウレタンフィルムドレッシング材で覆い軟化を促しました。その間、感染徴候に注意することも重要です。

　これらの処置により壊死組織の軟化が進み、全体が柔らかくなったところで外科的デブリードマンを医師に依頼し、切除されました。その後は滲出液の量に応じ、外用薬を選択したところ、肉芽増殖、創の縮小を認めました。

「壊死組織」のつけ方エクササイズ

自分で
つけて
みよう！

Case3　左大転子部褥瘡

小林智美

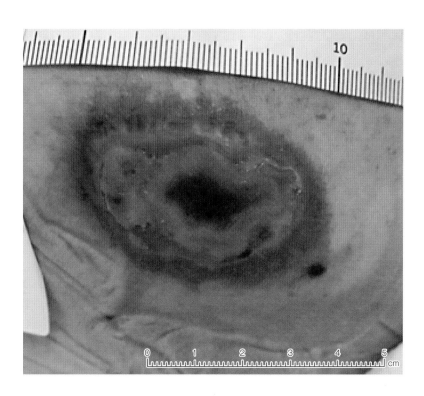

60歳代、男性

疾　患　横紋筋融解症疑い

追記事項　友人との食事の帰りに転倒して自動販売機と民家の壁の隙間に挟まってしまい、朝まで動けずにいたところ、出勤途中の会社員に発見され救急要請。横紋筋融解症疑いにて入院となる。入院2週間後、壊死組織の存在が確認された。

▶ DESIGN-R®2020をつけてみよう

▶ アセスメントしたポイント

硬い壊死組織の状態の評価
DU-e1s6i0G6N6p0：19点

▶ 採点のポイント

● 壊死組織（N）＝色は黄色。鑷子でつまむことが不可能な硬い壊死組織：N6

周囲から上皮化しているものの、壊死組織があるため **DU**

炎症の4徴候はない **i0**

良性肉芽は見られない **G6**

鑷子でつまむことができない壊死組織が存在する **N6**

滲出液は少なく、治療には水分を与えるスルファジアジン銀を用いている **e1**

4.4cm

2.2cm

| 大きさ　4.4×2.2=9.63 **s6** | ポケットなし **p0** |

▶ アセスメントとケアのポイント

　入院後2週間経過し、壊死組織の存在が確認されました。おそらく倒れていた際に大転子部の骨頭にあたる部分は点で圧迫を受けていたため、周囲に比べて損傷が深く、壊死組織となって表出されたと思われます。深さはDUとしましたが、実際にエコーを当ててみると皮下組織までの層構造の乱れがあるものの、浅筋膜以降の組織は正常に描写されたため、その時点でD3としてもよかったと思われます。壊死組織は色ではなく、軟化の状態を確認するとよいでしょう。薬剤で融解が進んでいるのかいないのかも併せて評価します。大転子部は組織が粗であるため、壊死組織があるからといって積極的にデブリードマンを行うとすぐに骨頭が見えてくることもあり、注意が必要です。

　壊死組織をゆっくり自己融解させるために、スルファジアジン銀を用いて1日1回の処置を実施しました。できるだけ左側を向いた姿勢にならないようにテレビの位置を調整したり、車椅子を右側につけるなどして褥瘡のある左大転子部への負荷を減らしました。

「壊死組織」のつけ方エクササイズ

自分で
つけて
みよう!

Case4 後頭部褥瘡

貝川恵子

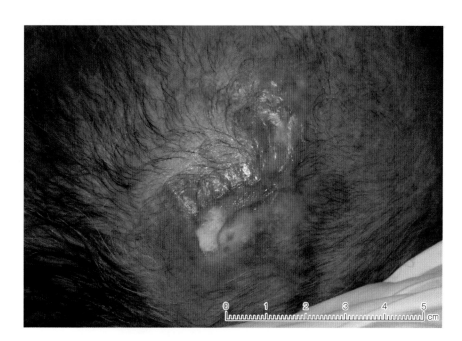

70歳代、男性

（疾　患）腸穿孔、敗血症性ショック

（追記事項）集中治療室入室中に後頭部に褥瘡発生を認めた。現在は、気管切開を行い
人工呼吸器から離脱ができている。

▶DESIGN-R®2020をつけてみよう

▶アセスメントしたポイント

柔らかい壊死組織の状態の評価
d2-e1s3i0G5N3p0：12点

▶ 採点のポイント

- ●壊死組織（N）＝真皮層の柔らかい白色壊死組織を認める：N3
- ●肉芽組織（G）＝創底部に白色壊死組織を、創縁に浮腫性の肉芽を認める：G5

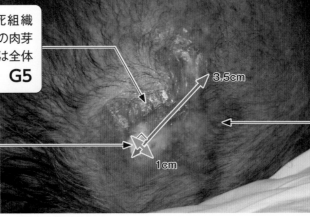

創縁と創底部の段差がなく、壊死組織内には真皮乳頭を認めるため「真皮までの損傷」 **d2**

創底部に白色壊死組織を、創縁は浮腫性の肉芽を認める。創内部は全体に白っぽい肉芽色 **G5**

真皮層の柔らかい白色壊死組織を認める **N3**

3.5cm

1cm

創周囲に炎症徴候は認められない **i0**

ドレッシング材の面積の1/4の汚染が認められず滲出液少量 **e1**

大きさ 3.5×1＝3.5 **s3**

ポケットなし **p0**

▶ アセスメントのポイント

　創縁と創底部の段差がないため、「真皮までの損傷」と判断しました。

　滲出液の量はガーゼを貼付した場合を想定して判定するため、ドレッシング材を目安にします。ドレッシング材を剥がしたところ、**図1**のようにドレッシング材の面積の1/4の汚染しか認められないため少量と判断しました。

　創周囲に炎症徴候は認められません。

　創底部の真皮層に柔らかい白色壊死組織を、創縁には浮腫性の肉芽を認めます。創内部は全体に白っぽい肉芽色で覆われています。

図1　ドレッシング材交換時の滲出液の量

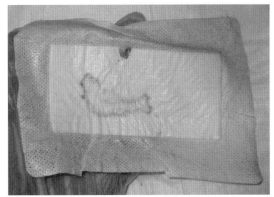

▶ ケアのポイント

　人工呼吸器で呼吸管理中は、鎮静下でドレッシング材による処置を行っていました。人工呼吸器から離脱した現在は、頭部を左右に動かすなど多動となり、ドレッシング材が頻回に剥がれることが多くなりました。コスト面を考慮し、アルプロスタジル アルファデクス軟膏で毎日の処置に変更しました。

「ポケット (Pocket)」のつけ方

栁井幸恵

Pocket	ポケット	毎回同じ体位で、ポケット全周（潰瘍面も含め）[長径 (cm) ×短径*³ (cm)] から潰瘍の大きさを差し引いたもの			
p	0	ポケットなし	P	6	4未満
				9	4以上16未満
				12	16以上36未満
				24	36以上

＊3 "短径"とは"長径と直交する最大径"である

日本褥瘡学会編：改定DESIGN-R®2020 コンセンサス・ドキュメント．照林社，東京：5．より引用

「ポケット」のつけ方ポイント

ポケットの広さの計測では、綿棒など肉芽を傷つけない物をポケット内にゆっくりやさしく挿入し、ポケットの開口範囲を確認（マーキング）します。ポケットの先端は組織の密着が脆弱な状態なので、境界部に強く押し込んでポケットを拡大させないように気をつけます。

褥瘡潰瘍面とポケットを含めた長径と短径（長径と直交する最大径）を測定し、かけ合わせた数値から、開いている褥瘡のサイズを引いたもので判別します（**図1**）。

ポケットのマーキングやサイズ測定は、毎回同じ方向・体位で行います。方向や体位を変えると組織がずれてしまい、ポケットサイズが変化してしまう可能性があります。

図1 ● ポケットの採点方法

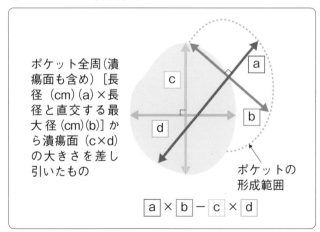

ポケット全周（潰瘍面も含め）[長径 (cm) (a) ×長径と直交する最大径 (cm) (b)] から潰瘍面 (c×d) の大きさを差し引いたもの

ポケットの形成範囲

a × b − c × d

P24：36以上

栁井幸恵

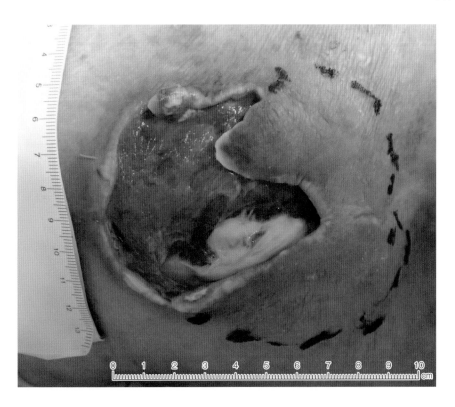

70歳代、男性

疾 患	アルコール性肝硬変、認知症
褥瘡部位	仙骨部

経過

　　認知症で寝たきり状態の患者です。アルコール性肝硬変で腹水の貯留などもあり、低栄養状態です。褥瘡部は、以前ポケット切開をした経緯（褥瘡尾側の不整形な皮弁から）がありますが、さらなるポケットを形成しています。

ひとくちポイント

　　低栄養状態は、皮下脂肪が少なく圧迫の影響を受けやすいだけでなく、肉芽組織の形成不良や組織の脆弱化など、創傷治癒にも影響を及ぼします。

D4-e3s9i0G4n0P24：40点

▶ 採点のポイント

- ポケット（P）＝10.5×9.5−7×6.5＝54.25：P24
- 過去のポケット切開による皮弁の影響で、褥瘡の形状が不整形な状態である。
- ポケットサイズの計測では「長径×短径（長径に直交する最大径）」が必要になるので、どこのサイズを計測するかが重要になる。

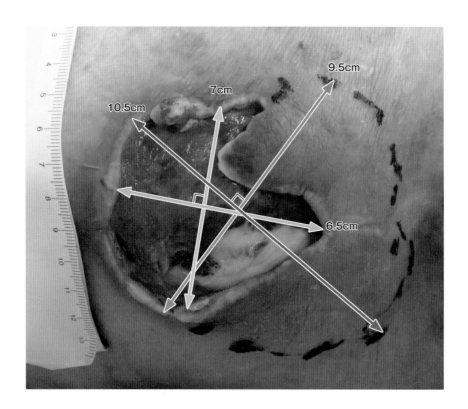

マーキングした後、まず長径を測ります。その後、その線に直交する線のなかから最大径を測定する必要がありますが、**図1**のように最大径を意識してしまい、直交しない線を選択してしまうことがあるため注意しましょう。

また、ポケット形成の原因を明らかにして、それ以上のポケットを拡大させないケアが必要になります。ポケットの開口範囲がどの方向に広いかも重要な情報です（**表1**）。

図1 ● 直角になっていない場合：間違った測定

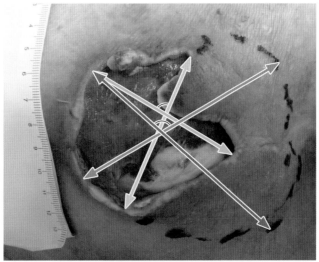

前ページと異なり、どの線も直交していない。

表1 ● ポケットの開口方向

頭側に広い	背上げ方法の見直しを行う。身体が尾側方向にずれ、頭側に組織のずれが発生していないか
尾側に広い	背上げ時間が長いなどの理由で、滲出液の溜まりが尾側に多くなっていないか
左右のどちらかに広い	左右どちらかを下にする好みの体勢がないか

今後のケア

　潰瘍面の一部に白い組織を認めます。これは、露出した腱の一部が見えていると考えられますが、まずは、ポケット内に壊死組織が残存していないかを可能な範囲で確認します。残存していれば、壊死組織の除去を検討します。

　また、ポケットは尾側に深い状態です。滲出液がポケット内に貯留する時間が長くなると、ポケットのさらなる拡大を招く可能性があります。ポケット内の滲出液の貯留を少なくする処置として、全身状態が安定していれば、ポケット切開や陰圧閉鎖療法などを検討します。背上げや座位時間が長い場合は、可能な範囲で連続した座位時間を短かめに設定し、滲出液のドレナージを図ります。

Case1 　尾骨部〜仙骨部褥瘡

栁井幸恵

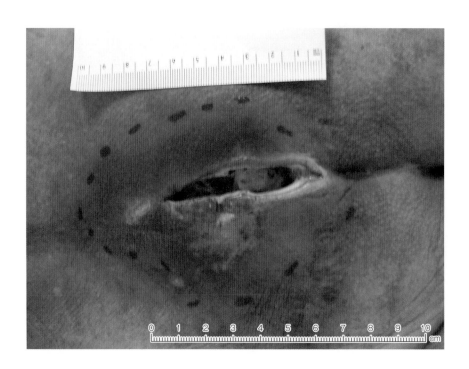

80歳代、男性

- **病　名** 脳梗塞後遺症
- **褥瘡部位** 尾骨部〜仙骨部にかけて
- **追記事項** 仙骨部にポケットを伴う褥瘡保有状態から、頭側に向けて、ポケット切開
を行ったが、ポケットサイズの拡大を認め、滲出液の増加も認めた。発熱
はない。

▶DESIGN-R®2020をつけてみよう

▶アセスメントしたポイント

ポケットの開放部が狭い場合の評価

D4-E6s6I3G4N3P24

▶ 採点のポイント

● ポケット（P）＝10×8.5−6×1.5＝76：P24

● ポケット形成部位に一致した部位の発赤を認める。

● ポケットサイズのマーキングも同様に潰瘍面から鑷子を挿入し組織を傷つけないように各方向の最も深い部分にマーキングする。

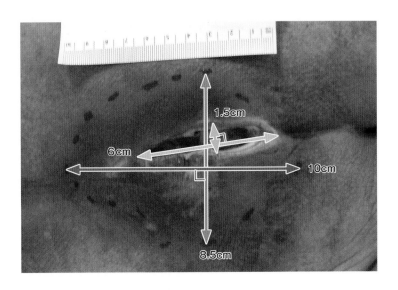

▶ アセスメントとケアのポイント

脳梗塞後遺症で寝たきり状態の方です。施設入所中に褥瘡発生しました。ポケットを伴う褥瘡で、ポケット切開を行っていましたが、その後さらにポケットの拡大を認めました。滲出液の増加もあり、1日1回の処置でガーゼの上層まで汚染する程度でした。また、同部の発赤や熱感も認めました。潰瘍面からポケット内部を観察したところ、明らかな壊死組織は見られませんでした。

1回目のポケット切開後、褥瘡の拡大を認めました。滲出液の増加や、創周囲の発赤から、炎症などがまだ持続している徴候があると判断されます。ポケットの開放部分が小さいため、ポケット内の組織の観察は困難ですが、壊死組織の残存など、潰瘍面から鑷子等を挿入し、可能な範囲で確認します。この事例においては、明らかな壊死組織は認められませんでした。

今後、ポケット切開の追加を予定しています。褥瘡の悪化（ポケットの拡大）の原因をアセスメントし、体圧分散寝具の変更や、体位変換スケジュールの見直しなどを行います。

自分で
つけて
みよう!

Case2 後腸骨稜部褥瘡

栁井幸恵

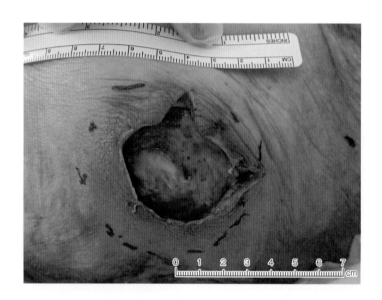

80歳代、女性

- **状 態** 低栄養状態、廃用症候群
- **経 過** 施設で生活をしていたが、徐々に活動レベルが低下し、寝たきりになっていた。食事摂取量も低下し、るい痩も著明な状態で、褥瘡発生した。黒色壊死で覆われていた状態から、外科的デブリードマンを行った術後1週間の状態である。
- **現在の処置** 1日2回洗浄後、精製白糖・ポビドンヨード製剤を塗布し、ガーゼで覆う処置を行っている。発熱はなく、高機能タイプの体圧分散寝具を導入している。

▶DESIGN-R®2020をつけてみよう

▶アセスメントしたポイント

炎症を伴うポケットの評価
D4-E6s8I3G5n0P12：34点

▶ 採点のポイント

● ポケット（P）＝7×6.5−5.5×5＝18：P12
● 潰瘍面の肉芽組織も貧血色の不良肉芽。
● ポケット切開を一部加えている状態なので、潰瘍面は不整形。
● ポケット部と発赤の位置がほぼ一致。

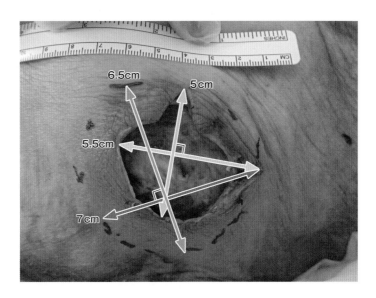

▶ アセスメントのポイント

　壊死組織のデブリードマン後1週間の状態で、まだ炎症期と考えられます。ポケット
サイズと発赤部位がほぼ一致しています。さらに広範囲の発赤等を認める場合は、感染
やポケットサイズの拡大の可能性が考えられますが、現段階ではポケットサイズの拡大
はある程度落ち着いたと思われます。また、創底の肉芽組織は貧血色を呈し、不良肉芽
です。圧再分配や栄養状態の改善など、肉芽形成を促す対策も必要となるでしょう。

▶ ケアのポイント

　ポケット切開を試みます。引き続き、高機能タイプの体圧分散寝具の導入や体位変換
で圧再分配を行うとともに、栄養状態の改善も試みます。

DESIGN-R®2020における褥瘡経過評価スケール改訂に伴う効果の検討
―深さの判定について―

　深部損傷褥瘡（DTI）疑いや臨界的定着疑いについて評価可能なDESIGN-R®2020となって、ケア実践上ではどのような効果が期待できるのでしょうか。深さの判定について検討しました。

　褥瘡発生後急性期の褥瘡では、その病態に変化がある可能性を予測しながらも、これまでのDESGIN-R®では、その時点で表面的に見えている部分での評価をせざるを得ませんでした。変化の可能性をスコア上では表現できず、患者や家族にも説明が難しいというのが現状だったのです。

　改訂されたDESGIN-R®2020で評価した場合は、深さを「DTI疑い」と判定し、今後変化する可能性があることを表現できます。これは、インフォームドコンセントの観点からみても重要なことであると同時に、ケア提供者側の不安の解消にも大きく寄与します。

　つまり、「DTI疑い」が位置づけられたことにより、ケア提供者は観察の視点の明確化・意識化が可能になりました。急性期褥瘡の特徴についての理解が深まり、教育効果も期待できます。ケアに当たっては、「DTI」という褥瘡の状況変化を観察する視点から、ケア方法の見当も立てやすく、急性期褥瘡における的確なケア判断につながると考えられます。

　実際の褥瘡症例では、さまざまな病態が混在しており、「DTI」と「DU」の両方が混在するケースもみられ、深さの判定においてどちらを優先するのかの判断に迷うこともあります。コンセンサス・ドキュメントでは「付記」として、「深部損傷褥瘡（DTI）疑いが比較的急性期の褥瘡を表すのに対し、DUは慢性化し、壊死組織が明瞭な場合をとらえた病変としているのが現状だろう。」[1]とあり、褥瘡の時間的要素を検討することも必要です。

　また、例えば慢性期のDUの褥瘡に、さらに圧迫がかかるなど何らかの要因が関与し、局所に新たにDTIの要素が加わった場合、臨床的には状態変化の観察を密に行い対処する必要があり、その時点でDTIを優先するといった判断に至るでしょう。変化の激しい急性期褥瘡に対する注意喚起の意味でも、DTIが加わった意義は大きいと言えます。

文献
1. 日本褥瘡学会編：改定DESGIN-R®2020 コンセンサス・ドキュメント．照林社，東京，2020：24.

Part

4

褥瘡の経過を追って
継続アセスメント

「臨界的定着疑い」褥瘡：
陰圧閉鎖療法施行のケース

内山啓子

患者情報

70歳代、男性

- **疾　患** 脊椎損傷（20年前）、尾骨部褥瘡
- **褥瘡部位** 尾骨〜仙骨部（ポケット切開後）
- **追記事項** ガーゼ交換は1日2回行っている。創面にはぬめりがある。

[初日]

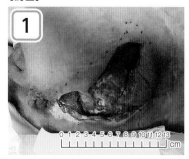

▶DESIGN-R®2020をつけてみよう

[42日経過]

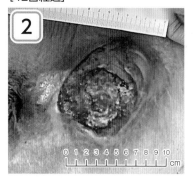

ポケット切開後、陰圧閉鎖療法中、創面にぬめりがある

▶DESIGN-R®2020をつけてみよう

[90日経過]

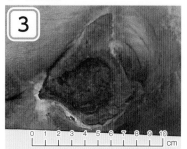

陰圧閉鎖療法中

▶DESIGN-R®2020をつけてみよう

[初日]

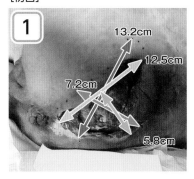

D5-E6S15I3CG4N3P24：55点

[42日経過]

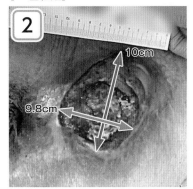

ポケット切開後、陰圧閉鎖療法中、創面にぬめりがある

D4-e3s12I3CG5N3p0：26点

[90日経過]

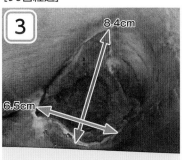

陰圧閉鎖療法中

D3-e3s9I3CG5n0p0：20点

Part
4

褥瘡の経過を追って継続アセスメント

① 陰圧閉鎖療法開始前
D5-E6S15I3CG4N3P24：55点

創中央部分に崩壊した仙骨の露出あり **D5**

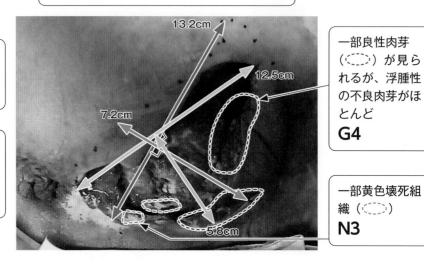

１日２回のガーゼ交換。滲出液多量 **E6**

滲出液が多く浮腫性肉芽であり「臨界的定着疑い」 **I3C**

一部良性肉芽（・・・）が見られるが、浮腫性の不良肉芽がほとんど **G4**

一部黄色壊死組織（・・・） **N3**

大きさ　12.5×5.8＝72.5 **S15**

ポケット　13.2×7.2－12.5×5.8＝22.54 **P24**

▶ アセスメントのポイント

　創中央部分に崩壊した仙骨の露出があるため、深さは「関節腔、体腔に至る損傷」と判断されます。１日２回のガーゼ交換のため、滲出液は多量と判断できます。このように滲出液が多く、浮腫性肉芽であり、創面にぬめりがあることから「臨界的定着疑い」の状態です。

　一部良性肉芽が見られますが、浮腫性の不良肉芽がほとんどを占めます。壊死組織は一部黄色壊死組織です。

▶ ケアのポイント

　臨界的定着疑いの状態だと判断されるため、感染に準ずる治療をします。創の清浄化を図るため、可能であれば１日２回の洗浄を行います。

　陰圧閉鎖療法は、保険点数の点から28日間はV.A.C.®システムを使用し、それ以降は簡易的NPWTで継続しました。

2 42日経過　陰圧閉鎖療法中、創面にぬめりがある
D4-e3s12I3CG5N3p0：26点

露出していた仙骨の上に肉芽が増殖した状態で、皮下組織を超える損傷　**D4**

創辺縁の浸軟（⬭）程度であり、滲出液は中等量と判断
e3

肉芽の浮腫やぬめりが認められる　**I3C**

ほぼ不良肉芽が占めており、良性肉芽（⬭）は10%未満
G5

黄色壊死組織（⬭）が存在
N3

10cm

9.8cm

大きさ　10×9.8＝98　**s12**　　ポケット　なし　**p0**

▶ **アセスメントのポイント**

　露出していた仙骨の上に肉芽が増殖した状態で、皮下組織を超える程度と判断できます。

　ガーゼ交換は1日1回実施しています。交換時、ガーゼには3/4程度の滲出液汚染があります。創辺縁の浸軟が一部にみられるため、滲出液は中等量と判断できます。

　肉芽の浮腫やぬめりの状況から「臨界的定着疑い」の状態です。

　ほぼ不良肉芽が占めており良性肉芽は10%未満、黄色壊死組織が存在しています。

▶ **ケアのポイント**

　臨界的定着疑いの状態では、スポンジや鋭匙（**図1**）などでデブリードマンし、創面も洗浄剤を使用して洗浄し、ぬめりを取っていきます。スポンジは、V.A.C.®システムで使用したグラニューフォーム™の余りを再使用しています。

図1 ●デブリードマンで使用する鋭匙（例）

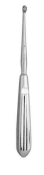

セーデー骨鋭匙
（株式会社田中医科製作所）

③ 90日経過　陰圧閉鎖療法中
D3-e3s9I3CG5n0p0：20点

過剰肉芽を除くと周囲皮膚との段差が少なくなってきているため、皮下組織までの損傷　**D3**

全体に肉芽が盛り上がっているが、やや過剰肉芽で浮腫性（良性肉芽：⌒）　**G5**

一部の創辺縁の浸軟状態（⌒）、肉芽の浮腫状態から滲出液は中等量　**e3**

肉芽が浮腫性で脆弱、滲出液も多いため「臨界的定着疑い」　**I3C**

壊死組織なし　**n0**

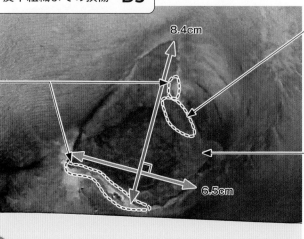

8.4cm

6.5cm

大きさ　8.4×6.5＝54.6　**s9**　　　ポケット　なし　**p0**

▶ アセスメントのポイント

　全体に肉芽が盛り上がっているものの、やや過剰肉芽で浮腫性です。過剰肉芽を除くと周囲皮膚との段差が少なくなってきているため、皮下組織までの損傷と判断できます。

　滲出液については、創周囲の浸軟状態、肉芽の浮腫状態から多く、1日1回のドレッシング交換を要するため中等量と判断できます。

　壊死組織とポケットはありません。

　肉芽が浮腫性で脆弱、滲出液も多いため「臨界的定着疑い」の状態です。臨界的定着疑いでは、治癒遅延の状態が見られます。

「DTI疑い」褥瘡：デブリードマン後「臨界的定着疑い」のケース

内山啓子

患者情報

70歳代、男性

疾　患	脳梗塞
褥瘡部位	仙骨部
追記事項	血液検査で炎症所見あり、発熱あり、悪臭あり。創周囲皮膚に熱感、硬結あり。

[初日]

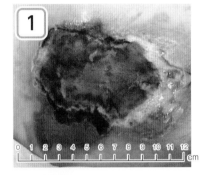

▶DESIGN-R®2020をつけてみよう

[7日経過]

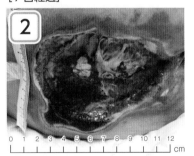

デブリードマン後、創周囲の熱感、一部排膿あり

▶DESIGN-R®2020をつけてみよう

[14日経過]

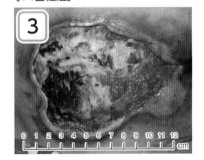

１日１回のガーゼ交換で滲出液の漏れ出しがある状態、創面にぬめりあり、黒色の部分は柔らかい

▶DESIGN-R®2020をつけてみよう

[初日]

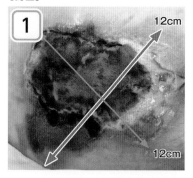

DDTI-e3S15I9G6N6p0：39点

[7日経過]

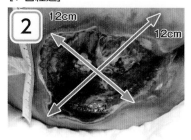

デブリードマン後、創周囲の熱感、一部排膿あり

DU-E6S15I3G5N6p0：35点

[14日経過]

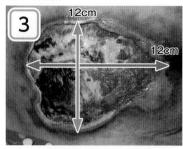

1日1回のガーゼ交換で滲出液の漏れ出しがある状態、創面にぬめりあり、黒色の部分は柔らかい

DU-E6S15I3CG4N3p0：31点

1 デブリードマン実施前

DDTI-e3S15I9G6N6p0：39点

一部軟化しているが、黒色壊死組織が固着 **N6**

深部損傷褥瘡が疑われる **DDTI**

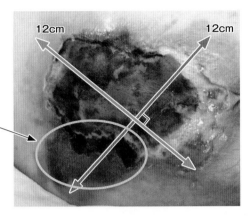

滲出液は現時点ではそれほど多くない中等量 **e3**

局所の明らかな感染徴候と発熱など全身的影響あり **I9**

肉芽組織は全く形成されていない **G6**

大きさ 12×12＝144 **S15**

ポケット 現時点ではなし **p0**

▶ アセスメントとケアのポイント

　全体に黒色壊死組織に覆われており深さ判定不能（DU）の褥瘡ですが、◯で囲った部分はDTI（深部損傷褥瘡）が強く疑われ、注意深い観察が必要です。そこで、変化の過程をより意識するために「DDTI」と判定しました。

　ガーゼ1/2程度の滲出液汚染があり、1日1回交換しています。

　炎症徴候、悪臭など局所の明らかな感染徴候と発熱など全身的影響があります。全身状態に影響が出ており、早急に壊死組織の切除と排膿が必要です。

　肉芽組織は全く形成されておらず、壊死組織は一部軟化していますが、黒色壊死組織が固着しています。

　ポケットは現時点ではありませんが、皮下で感染が広がっているとポケット形成の恐れはあります。

② 7日経過 デブリードマン後、創周囲の熱感、一部排膿あり
DU-E6S15I3G5N6p0：35点

創の50%程度は壊死組織で覆われており、深さ判定不能 **DU**

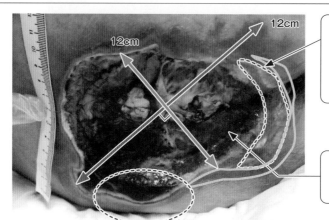

創辺縁の浸軟（⊙）状態から滲出液は多量 **E6**

局所感染徴候として、炎症徴候と排膿あり **I3**

良性肉芽が10%程度 **G5**

大きさ 12×12＝144 **S15**

ポケット なし **p0**

黒色、黄色の壊死組織が混在。硬く密着した壊死組織あり **N6**

▶ アセスメントとケアのポイント

初回評価でDTIと判断した部分は暗紫色が消退したため、DTI疑いではなくなりました。創の50%程度は壊死組織で覆われており、深さ判定不能（DU）と判断されます。創辺縁の浸軟状態と1日1回のガーゼ交換から滲出液は多量と判断できます。

大きさの採点では、色素沈着部分（⊙）は除外します。

局所感染徴候として、炎症徴候と排膿があります。

良性肉芽は10%程度です。黒色、黄色の壊死組織が混在していますが、多いほうの黒色壊死組織を評価します（⊙部分）。

デブリードマンを実施し、壊死組織の除去を優先させます。黒色壊死組織部分の経過観察後の変化を確認します。

③ 14日経過　1日1回のガーゼ交換で滲出液の漏れ出しがある状態、創面にぬめりあり、黒色の部分は柔らかい

DU-E6S15I3CG4N3p0：31点

壊死組織が存在している部分は創底が確認できないため、深さ判定不能 **DU**

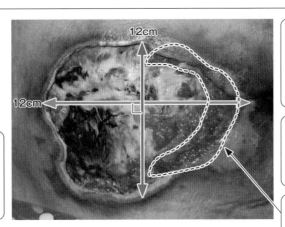

12cm

12cm

ガーゼは1日1回の交換だが、滲出液の漏れ出しがあることから多量 **E6**

黒色壊死組織はあるが、ほとんどが柔らかい **N3**

浮腫性の肉芽や創面のぬめりがあり、滲出液も多い「臨界的定着疑い」**I3C**

浮腫性の肉芽を除くと良性肉芽（ ⌐ ¬ ）は10〜50％程度 **G4**

大きさ　12×12＝144 **S15**

ポケット　なし **p0**

▶ アセスメントのポイント

　壊死組織が存在している部分は創底が確認できないため、深さ判定不能とします。ガーゼは1日1回の交換ですが、滲出液の漏れ出しがあることからそれ以上とみなし、滲出液は多量と判断します。

　サイズ測定の際は、治癒過程では上皮化している部分は含みません。

　浮腫性の肉芽や創面のぬめりがあり、滲出液も多いことから、臨界的定着疑いの状態と判断します。浮腫性の肉芽を除くと良性肉芽は10〜50％程度、黒色壊死組織はありますが、ほとんどが柔らかい黄色壊死組織です。

「DTI疑い」褥瘡：油脂性基剤軟膏での創面保護のケース

内山啓子

患者情報

90歳代、女性

- **疾　患** 大腿骨転子部骨折
- **褥瘡部位** 踵部
- **追記事項** 血疱破綻後の状態、強い疼痛の訴えあり。

[初日]

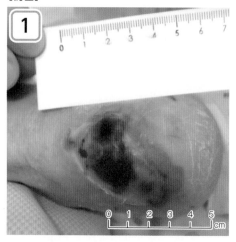

▶DESIGN-R®2020をつけてみよう

[2週間経過]

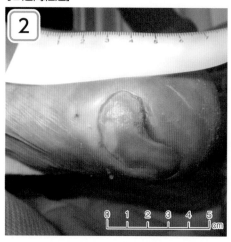

油脂性基剤軟膏の使用により創面保護

▶DESIGN-R®2020をつけてみよう

[初日]

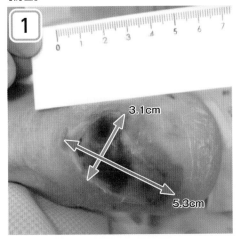

DDTI-e1s8i0g0N3p0：12点

[2週間経過]

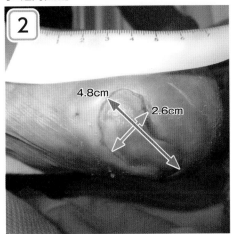

油脂性基剤軟膏の使用により創面保護

DU-e1s6i0G6N3p0：16点

1 血疱破綻後の色調変化
DDTI-e1s8i0g0N3p0：12点

血疱破綻後、濃い赤色や淡いクリーム色などの色調変化、強い疼痛あり **DDTI**

一部黄色壊死組織が見られる **N3**

感染徴候なし **i0**

創周囲の乾燥した皮膚から滲出液少量 **e1**

DDTIのため **g0**

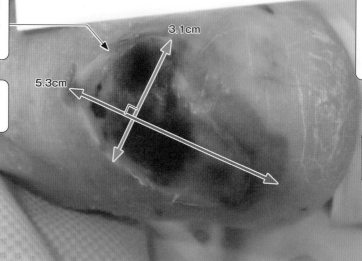

3.1cm

5.3cm

大きさ 5.3×3.1＝16.43 **s8**

ポケット なし **p0**

▶ アセスメントとケアのポイント

　血疱破綻後、濃い赤色や淡いクリーム色などの色調変化、強い疼痛などからDTIが疑われます。真皮までの損傷かDTI疑いかの鑑別が困難な場合は、エコーによる評価で確認することもあります。

　滲出液は、創周囲の乾燥した皮膚より少ないと判断できます。感染徴候はなく、一部黄色壊死組織が見られます。

　DTI疑いでは経時的変化を注意深く観察し、油脂性基剤軟膏で創面を保護します。深達度が判明し、壊死部分が限局した時点で局所処置方法を再考します。

2 2週間経過　油脂性基剤軟膏の使用により創面保護

DU-e1s6i0G6N3p0：16点

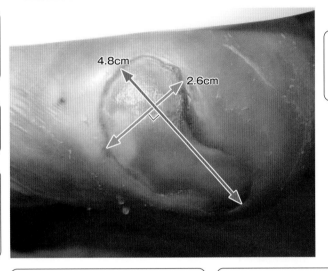

壊死組織で覆われており、深さ判定は不能　**DU**

壊死組織周囲から滲出液がわずかにある　**e1**

感染徴候はなし　**i0**

油脂基剤軟膏の使用により、柔らかい壊死組織　**N3**

壊死組織で覆われ肉芽は確認できない　**G6**

4.8cm

2.6cm

大きさ　4.8×2.6=12.48　**s6**

ポケット　なし　**p0**

▶ アセスメントとケアのポイント

　壊死組織で覆われており、深さ判定は不能です。滲出液は壊死組織周囲からわずかにあるようです。感染徴候はなく、壊死組織で覆われ肉芽の確認もできません。

　油脂性基剤軟膏の使用により、柔らかい壊死組織となっています。

　治療・ケアの方法は、壊死組織と健常皮膚との境が遊離するように自己融解を促進させてから、外科的デブリードマンを行います。踵部は血流が豊富ではないため、ABI（血圧脈波検査）やSPP（皮膚灌流圧検査）などの血流評価後が望ましいです。

「臨界的定着疑い」褥瘡：保存的治療で治癒に至ったケース

清藤友里絵

患者情報

70歳代、女性

疾 患 膵臓がん

褥瘡部位 左肩峰部

追記事項 褥瘡と健常皮膚の境界が明確となり、急性期を脱している。
滲出液は漿液性と粘稠性が混在するが、悪臭はない。

[初日]

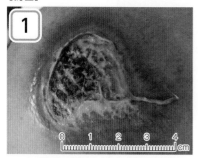

▶ DESIGN-R®2020をつけてみよう

[5日経過]

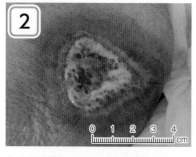

スルファジアジン銀からブロメラインに変更し、壊死組織を分解・除去。鑷子でつまむことができる壊死組織を外科的デブリードマン

▶ DESIGN-R®2020をつけてみよう

[20日経過]

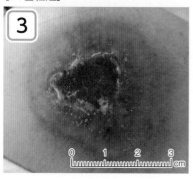

ポリウレタンフォーム/ソフトシリコンドレッシング材を週2回交換、壊死組織は外科的デブリードマン

▶ DESIGN-R®2020をつけてみよう

[初日]

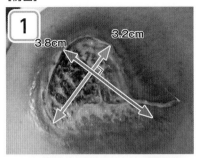

3.8cm
3.2cm

DU-e3s6I3CG6N6p0：24点

[5日経過]

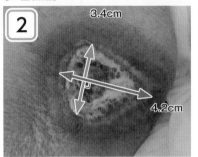

3.4cm
4.2cm

スルファジアジン銀からブロメラインに変更し、壊死組織を分解・除去。鑷子でつまむことができる壊死組織を外科的デブリードマン

D3-e1s6I3CG6N3p0：19点

[20日経過]

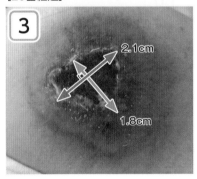

2.1cm
1.8cm

ポリウレタンフォーム/ソフトシリコンドレッシング材を週2回交換、壊死組織は外科的デブリードマン

d2-e1s3i0G4N3p0：11点

1 臨界的定着疑い

DU-e3s6I3CG6N6p0：24点

固着した壊死組織で覆われているため深さ判定不能 **DU**

滲出液中等量
ガーゼの1/2程度
の汚染 **e3**

ぬめりがあり、浮腫
状で脆弱な肉芽を認
める **I3C**

3.8cm　3.2cm

硬く密着した壊死組織(⸺)
と、柔らかい壊死組織(◯)
が混在、密着する壊死組織の
割合が多い **N6**

わずかに確認できる
肉芽は、浮腫状の不
良肉芽(⸺)である
G6

大きさ　3.8×3.2=12.16 **s6**

ポケットなし **p0**

▶ アセスメントのポイント

　漿液性の滲出液に少量の粘稠性滲出液が混在しています。悪臭はないため膿ではなく壊死組織が溶解したものと判断します。一部に確認できる創底にはぬめりがあり、浮腫状の肉芽を呈しているため、臨界的定着が疑われます。

　黒色壊死組織から黄色壊死組織への移行期です。密着する壊死組織と柔らかく浮き上がった壊死組織が確認できます。混在する場合は範囲の広い病態で評価します。

▶ 処置・ケアの内容

　低刺激性の洗浄剤で創面と周囲皮膚を洗浄します。

　壊死組織の軟化・溶解と感染予防目的でスルファジアジン銀を塗布し、1日1回処置します。鑷子でつまむことができる壊死組織は切除（外科的デブリードマン）します。

▶ 上記処置による経過

　壊死組織の溶解と外科的デブリードマンにより、壊死組織は減少しました。

② 5日経過　滲出液は漿液性でガーゼに付着程度

D3-e1s6I3CG6N3p0：19点

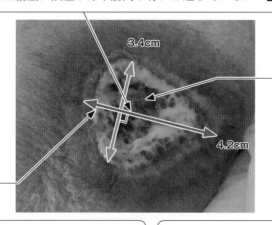

皮下組織までの損傷
創縁と創底に段差があり筋肉や骨には達していない　**D3**

滲出液はガーゼに
付着程度　**e1**

肉芽は浮腫状の不
良肉芽である
G6

3.4cm

4.2cm

柔らかい壊死組織
がある　**N3**

ぬめりがあり、浮
腫状で脆弱な肉芽
を認める　**I3C**

大きさ　4.2×3.4＝14.28　**s6**　　ポケット　なし　**p0**

▶ アセスメントのポイント

　壊死組織の隙間から創底が確認できます。創縁に近い部位には段差がありませんが、中心部の創底には段差があります。深さは創内の一番深い部分で評価します。

　周囲皮膚の一部が浸軟していますが、滲出液はガーゼに付着程度であるため、少量と判断します。

▶ 処置・ケアの内容

　壊死組織が全体的に柔らかい黄色壊死組織となった段階で、スルファジアジン銀からブロメラインに変更します。ブロメラインの基剤はマクロゴールであり、吸水性が高く、乾燥しやすいため注意が必要です。壊死組織が乾燥したらスルファジアジン銀に戻します。ブロメラインはタンパク分解酵素を含み、周囲皮膚に発赤が生じることがあるため、ワセリンなどを塗布し保護します。1日1回処置し、鑷子でつまむことができる壊死組織は外科的デブリードマンを行います。

▶ 上記処置による経過

　壊死組織が減少し、肉芽が増殖してきたため、ポリウレタンフォーム/ソフトシリコンドレッシング材に変更しました。

③ ポリウレタンフォーム/ソフトシリコンドレッシング材に変更して10日目

d2-e1s3i0G4N3p0：11点

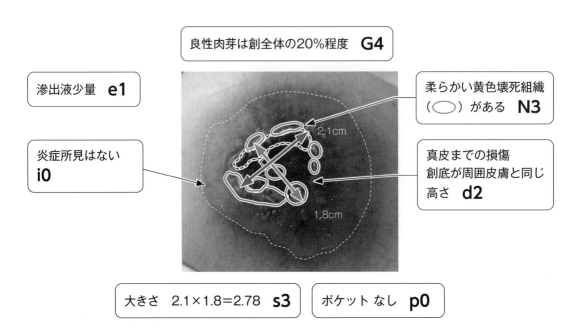

良性肉芽は創全体の20%程度　**G4**

滲出液少量　**e1**

炎症所見はない　**i0**

柔らかい黄色壊死組織（◯）がある　**N3**

真皮までの損傷
創底が周囲皮膚と同じ高さ　**d2**

大きさ　2.1×1.8＝2.78　**s3**

ポケット なし　**p0**

▶ アセスメントのポイント

　肉芽が増殖し、創底は周囲皮膚と同じ高さになり、真皮までの損傷と評価します。上皮化した部分は大きさに含みません。

　周囲皮膚よりも盛り上がった過剰肉芽（⋯）は不良肉芽と判断します。浮腫状の肉芽もあり、良性肉芽は20%程度です。

▶ 処置・ケアの内容

　創傷被覆材で湿潤環境を維持し、上皮化を促進させます。滲出液量は少量ですが、浮腫状の肉芽を認めるため、吸水性に優れたポリウレタンフォーム/ソフトシリコンドレッシング材を選択します。週に2回交換し、壊死組織は剪刀と鋭匙を用いて外科的デブリードマンを行います。

▶ 上記処置による経過

　創面にぬめりを認めた場合は臨界的定着を疑い、銀含有ハイドロファイバー®を創面に置き、ポリウレタンフォーム/ソフトシリコンドレッシング材を貼付します。

　2週間後に上皮化し治癒しました。

「DTI疑い」「臨界的定着疑い」褥瘡：
肉芽浮腫と滲出液管理を図ったケース

藤重淳子

患者情報

80歳代、男性

| 疾　患 | 悪性リンパ腫 |

追記事項 入院10日前に転倒し、仰臥位の状態で動けなくなった。褥瘡を主訴に入院した。発熱あり（体温37.7℃）。炎症反応高値であり、抗菌薬を全身投与した。
WBC：12,750/μL、CRP：9.1mg/dL、Alb：2.8g/dL、
Hb：13.2g/dL、CK：809U/L

[初日]

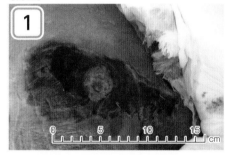

▶ DESIGN-R®2020をつけてみよう

[9日経過]

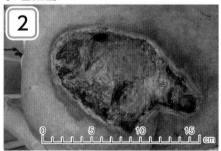

▶ DESIGN-R®2020をつけてみよう

[26日経過]

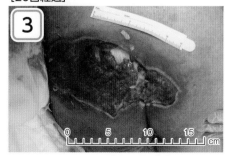

▶ DESIGN-R®2020をつけてみよう

[初日]

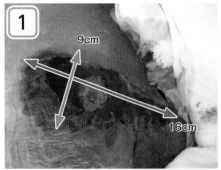

DDTI-e3S15I9G6N6p0：39点

[9日経過]

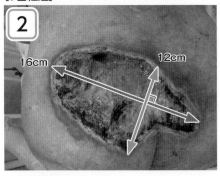

DU-E6S15I9G6N3p0：39点

[26日経過]

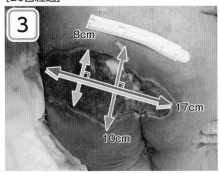

D5-E6S15I3CG4N3P12：43点

1 DTIと感染が疑われる褥瘡

DDTI-e3S15I9G6N6p0：39点

DTIと、黒色に色調変化した深さ判定不能の部分が混在しておりDTIと判断 **DDTI**

発赤（⸋⸋⸋）、悪臭、痛みがある明らかな感染徴候 **I9**

ガーゼ交換は1日1回
滲出液中等量 **e3**

硬い黒色壊死組織を認める **N6**

肉芽は確認できない **G6**

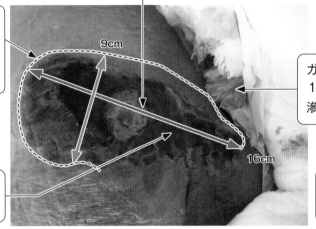

9cm

16cm

大きさ　16×9=144 **S15**

ポケット　なし **p0**

▶ アセスメントのポイント

　発赤、紫斑、黒色壊死組織を認めました。このように、DDTIとDUの病態が混在する場合の深さ（D）は、経過を見る必要のあるDDTIを優先して判断します。

　局所には発赤、熱感、疼痛があり、滲出液にはにおいがあり、感染が疑われました。発熱や炎症を示す検査データは、褥瘡だけでなく基礎疾患、誤嚥などの可能性があります。創と全身状態を総合的に見て判断します。この時点ではI9としました。

▶ 処置・ケアの内容

　創の辺縁は不整で、硬結があり、今後短時間に多彩な病態が現れる可能性があります。そのため、十分な観察と創面保護が必要です。非固着性ガーゼの使用や創面保護効果のある外用薬を選択するとよいでしょう。本事例では油脂性基剤の白色ワセリンを選択しました。白色ワセリンを先にガーゼ側に厚めに塗布すると創面へのガーゼ固着を防ぐことができます。交換処置は、観察のため毎日行いました。

▶ 上記処置による経過

　皮膚と壊死組織の境界が明確になったところで、外科的デブリードマンを行う方針となりました。

② 9日経過　デブリードマン後
DU-E6S15I9G6N3p0：39点

創底が確認できない部分がある　深さ判定不能　**DU**

浮腫状の肉芽がある　**G6**

柔らかい壊死組織が残存　**N3**

ガーゼ交換は1日2回必要　滲出液多量　**E6**

悪臭がある　明らかな感染徴候　**I9**

12cm

16cm

大きさ　16×12=192　**S15**

ポケット　なし　**p0**

▶ アセスメントのポイント

　初回評価でDTIと判断しましたが、この段階はデブリードマン後の状態で、柔らかい黄色壊死組織の残存があります。○で囲んだ部分は創底が確認できず、深さ判定不能（DU）と判断されます。肉芽は浮腫状で、良性肉芽はありません。周囲の発赤は消失し、WBC4,700/μL、CRP5.7mg/dLと血液検査データは改善されましたが、依然、炎症反応の高値と37℃台の発熱が続いていました。さらに、滲出液の増加とにおいが顕著となり、明らかな感染徴候ありと判断しました。ポケットの判定では、○の部分は深く、この時点でのポケットははっきりしませんが、今後の変化を注意深く観察する必要があります。

▶ 処置・ケアのポイント

　基礎疾患による易感染状態にあり、滲出液の増加、においの増強から引き続き感染に注意が必要です。感染と滲出液のコントロールを目的とした外用薬（精製白糖・ポビドンヨード）を使用しました。

　滲出液の漏れ出しがあり、交換処置を1日2回としました。ガーゼの厚みによる局所圧迫を避けるために、ガーゼを尿吸収パッドに変更することを検討しました。

　外用薬の変更およびドレッシング材を尿吸収パッドに変更したことで、処置回数を2回/日から1回/日に減らすことができました。

③ 26日経過　臨界的定着疑いへ変化
D5-E6S15I3CG4N3P12：43点

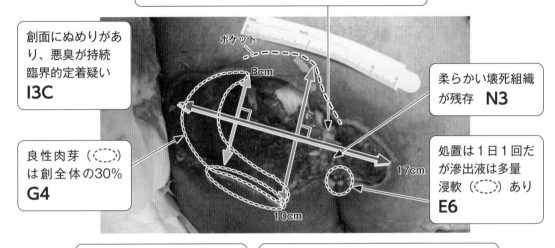

鑷子が骨にあたる　関節腔、体腔に至る損傷 **D5**

創面にぬめりがあり、悪臭が持続
臨界的定着疑い
I3C

ポケット

8cm

柔らかい壊死組織が残存 **N3**

良性肉芽（ ）
は創全体の30%
G4

処置は1日1回だが滲出液は多量
浸軟（ ）あり
E6

17cm

10cm

大きさ　17×8＝13 **S15**　　ポケット　17×10−17×8＝34 **P12**

▶ アセスメントのポイント

　尿吸収パッドを使用して処置回数は1日1回ですが、滲出液は多量で創縁の浸軟が認められます。

　一部の肉芽は浮腫状で、良性肉芽は30%程度です。創面にぬめりと浮腫状の肉芽があり、悪臭が持続しており、I3Cと判断されます。

▶ 処置・ケアのポイント

　処置に伴う苦痛があり、処置内容を検討する必要がありました。ポケット縮小、肉芽形成を目的に、陰圧閉鎖療法を医師へ提案し、開始することになりました。陰圧閉鎖療法は滲出液と老廃物の除去を図り、創治癒を促進することができます。これにより、処置回数が減少し、処置による苦痛緩和にも有効であると考えられました。

▶ 上記処置による経過

　肉芽浮腫の改善、創およびポケットサイズの縮小が認められ、同時に滲出液のコントロールを図ることができました。また、処置回数が毎日から数日に1回となり、患者の苦痛軽減につながりました。

浅い褥瘡と深い褥瘡が混在するケース

小林智美

患者情報

80歳代、女性

施設入所中に褥瘡発生

疾患 尿路感染症による敗血症性ショックにて当院へ救急搬送された。

追記事項 発熱はあるが、褥瘡周囲の熱感は強くなく、褥瘡を覆っていたガーゼからのにおい等もなかった。創周囲に硬結や疼痛も見られない。施設でワセリンを塗布していたと申し送りがあった。
WBC：14,200/μL、CRP：9.7mg/dL

[初日]

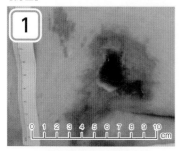

▶DESIGN-R®2020をつけてみよう

[10日経過]

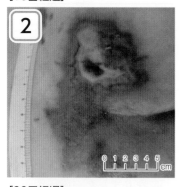

保存療法（スルファジアジン銀使用）を継続して実施した。血液データの改善あり、リハビリテーションで車椅子乗車を行うまでに回復した

▶DESIGN-R®2020をつけてみよう

[20日経過]

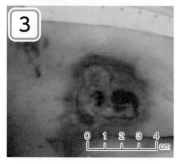

車椅子乗車時間の増加、尿道留置カテーテル抜去の影響で失禁がみられるようになった。創表面に若干ぬめりを感じる

▶DESIGN-R®2020をつけてみよう

[初日]

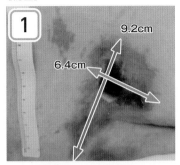

DU-e3s9i0G6N3p0：21点

[10日経過]

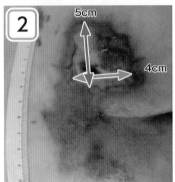

保存療法（スルファジアジン銀使用）を継続して実施した。血液データの改善あり、リハビリテーションで車椅子乗車を行うまでに回復した

DU-e1s8i0G6N6p0：21点

[20日経過]

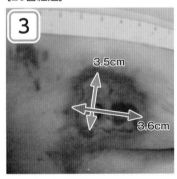

車椅子乗車時間の増加、尿道留置カテーテル抜去の影響で失禁がみられるようになった。創表面に若干ぬめりを感じる

DU-e1s6i0G5N6p0：18点

Part 4 褥瘡の経過を追って継続アセスメント

1 浅い褥瘡と深い褥瘡が混在

DU-e3s9i0G6N3p0：21点

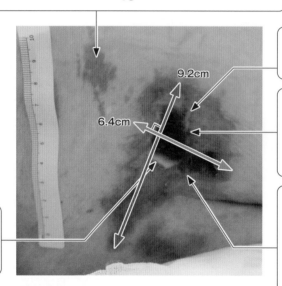

周囲皮膚がピンクで炎症があるように見えるが、実際は炎症徴候はない **i0**

壊死組織あり、深さ判定不能 **DU**

滲出液は施設を出発する1時間前にガーゼを変えており付着程度 **e3**

びらん部分は肉芽に置き換わらず、再生治癒すると予測。しかし、壊死組織があるため肉芽は確認できない **G6**

壊死組織は鑷子でつまめる部分があるため柔らかい **N3**

9.2cm

6.4cm

大きさ　9.2×6.4＝58.88 **s9**

ポケット　なし **p0**

▶ アセスメントのポイント

　浅いびらんもありますが中心部の壊死組織があるため、深さ判定は不能です。

　尿路感染による発熱があり、炎症所見があるが褥瘡部はどうかという視点で見たとき、特異的な所見がありません。皮膚の熱感も他の健常皮膚と変わりがないため、フィジカルアセスメントを行い、炎症徴候なしと判断しました。このように、炎症徴候に関してはフィジカルアセスメントをしっかり行うことが必要です。褥瘡部と周囲皮膚、そのほかの健常皮膚を触って確認すると判定しやすくなります。血液データだけではわからないこともあります。

　サイズは潰瘍部のみを測定しがちですが、発赤部分を含めて測定します。

▶ ケアのポイント

　臀裂部のしわに近い創部であるため、ガーゼのよれやめくれを防止するために皮膚の伸展に合わせて貼付しました。このように、テープ固定も工夫が必要です。

2 10日経過 深さに変化が表れた褥瘡
DU-e1s8i0G6N6p0：21点

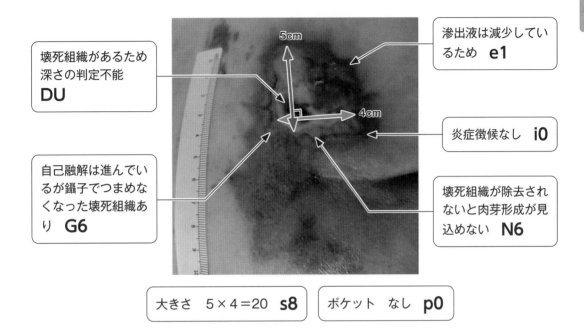

壊死組織があるため
深さの判定不能
DU

滲出液は減少してい
るため **e1**

5cm

4cm

自己融解は進んでい
るが鑷子でつまめな
くなった壊死組織あ
り **G6**

炎症徴候なし **i0**

壊死組織が除去され
ないと肉芽形成が見
込めない **N6**

大きさ　5×4＝20 **s8**

ポケット　なし **p0**

▶ アセスメントのポイント

　びらんがあった部分は深さd2であったと推察され、ほとんどが上皮化して再生治癒
しました。周囲から上皮化が進んでいることをアセスメントすることが大切です。しか
し、壊死組織部分はどのくらいの深さなのかまだわかっていないため、深さ判定はDU
のままです。

　創の縮小、びらんの治癒に伴い、滲出液は減少しています。

　上皮化した部分はサイズ測定に含めません。

　褥瘡は良くなっているのに点数に変化がないのは、壊死組織の自己融解が進み、鑷子
でつまめる部分がなくなったためです。

▶ ケアのポイント

　びらん部が治癒したため、薬剤の塗布は潰瘍部分や壊死組織部分に照準を合わせます。

　ガーゼ貼付範囲が狭くなったため、テープ固定は以前ほど気にする必要はないものの、
上皮化したばかりの皮膚にテープがかかってしまうため、皮膚被膜剤などを用いてから
テープを貼付するとよいでしょう。

③ 20日経過　肉芽形成された褥瘡
DU-e1s6i0G5N6p0：18点

局所の炎症所見は
なく、創部にぬめ
りもない　**i0**

壊死組織があるた
め、創底が判断で
きない　**DU**

褥瘡中心部に壊死
組織が残存、鑷子
でつまむことがで
きない　**N6**

褥瘡周囲から上皮
化しているため、
滲出液は少ない
e1

周囲からの上皮化
に加え、壊死組織
が除去された部分
に肉芽形成（〔˙˙˙〕）
あり　**G5**

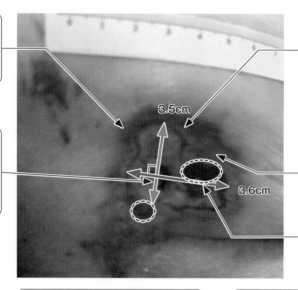

3.5cm

3.6cm

大きさ　3.6×3.5＝12.6　**s6**

ポケット　なし　**p0**

▶ アセスメントのポイント

　壊死組織部分が少しずつ除去され、肉芽形成が見られてきました。上皮化した部分の面積も増えてきました。褥瘡は一見浅そうに見えますが、壊死組織が残存しているため、まだ深さ判定不能のDUであると判断しました。

　壊死組織が除去され、肉芽形成も見られ、周囲からの上皮化も確認できます。外側は浅い褥瘡であったため、上皮化が進んでおり、一方、壊死組織に置き換わって肉芽形成が見られます。上皮化している部分は大きさには含まずに測定します。肉芽形成の途中過程と判断し、肉芽組織（G）を評価します。上皮化はg0となりますが、より点数の高いほうで採点し、G5としました。

▶ ケアのポイント

　壊死組織の自己融解が進むように軟膏の量を調整します。感染徴候を認めないため、軟膏が褥瘡部に滞留できるようにガーゼを全面的にポリウレタンフィルムで覆うことにしました。

「深さ判定不能」褥瘡：水疱蓋が除去され肉芽形成が進んだケース

貝川恵子

患者情報

70歳代、男性

| 疾　患 | 意識消失発作、頸椎損傷、慢性腎不全（透析中） |

| 褥瘡部位 | 尾骨部 |

| 追記事項 | 頸椎損傷で緊急入院となり、入院後10日目に頸椎椎弓形成後方固定術を行った。術後、四肢麻痺に対してリハビリテーションが開始となった。リハビリテーション開始後18日目に尾骨部に褥瘡を発生した。
褥瘡発生時の採血の結果→Alb：2.8g/dL、Zn：75μg/dL |

[初日]

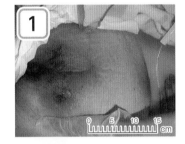

▶DESIGN-R®2020をつけてみよう

[8日経過]

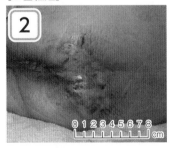

▶DESIGN-R®2020をつけてみよう

[22日経過]

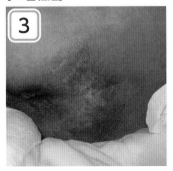

▶DESIGN-R®2020をつけてみよう

[初日]

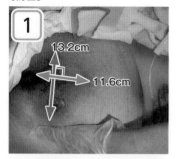

DDTI-e3S15i1g0n0p0：19点

[8日経過]

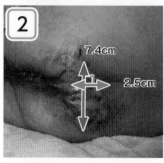

d2-e1s8i0g3N3p0：15点

[22日経過]

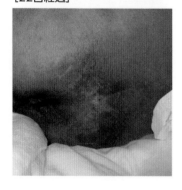

d0-e0s0i0g0n0p0：0点（治癒）

1 急性期褥瘡とDTI

DDTI-e3S15i1g0n0p0：19点

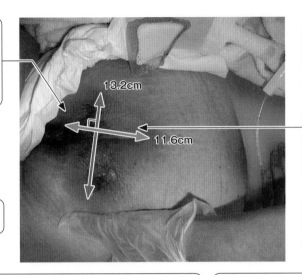

褥瘡部は発赤と紫斑、水疱形成と一部びらんを認める
DDTI

びらんや水疱が破れて滲出液が漏出している **e3**

13.2cm

11.6cm

創周囲に発赤を認めるため局所の炎症徴候あり **i1**

DDTIのため **g0**

壊死組織は認められない **n0**

大きさ 13.2×11.6＝153.12 **S15**

ポケット なし **p0**

▶ アセスメントのポイント

発赤と紫斑、水疱形成と一部びらんを認め、急性期褥瘡で皮下組織より深いところの損傷が疑われたため「深部損傷褥瘡（DTI）疑い」と判断しました。DDTIのため基本的にg0となります。

大きさは、びらん・潰瘍部位だけではなく、発赤・紅斑部位を含めて計測します。

▶ 処置・ケアのポイント

リハビリ開始時に、ウレタンマットレスを使用していましたが、交換圧切替型エアマットレスに変更しました。急性期褥瘡で頻回の観察が必要ですが、褥瘡発生後もリハビリテーションは継続して行いますので、創部の保護のためクッション性のあるポリウレタンフォーム/ソフトシリコンドレッシング材を使用しました。

② 8日経過

d2-e1s8i0g3N3p0：15点

水疱蓋が除去され周囲から表皮化が認められる。創縁と創底部の段差がない **d2**

ドレッシング材の交換は2日毎。滲出液少量 **e1**

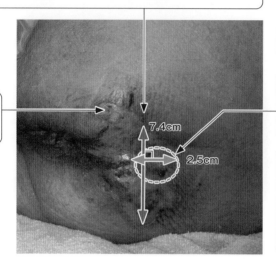

創周囲に炎症徴候は認められない **i0**

真皮層の白色壊死組織（⊂⊃）を認める **N3**

7.4cm

2.5cm

創底部に白色壊死組織を認める。創周囲から上皮化して創面積が縮小している **g3**

大きさ 7.4×2.5＝18.5 **s8**

ポケット なし **p0**

▶ アセスメントのポイント

水疱蓋が除去され、周囲から表皮化が認められました。また、創縁と創底部の段差がないため、「真皮までの損傷」と判断しました。

創周囲より表皮化が進み、ドレッシング材は2日間貼付可能でしたので、滲出液は少量と判断しました。

創周囲に炎症徴候は認められません。

創底部に白色壊死組織を認めます。創周囲から上皮化して創面積が縮小していることを考慮し、「良性肉芽が創面の50％以上、90％未満を占める」と判断しました。

真皮層の白色壊死組織を認めます。

▶ 処置・ケアのポイント

水疱蓋が除去され、創底部が現れ、褥瘡部の深達度が判明しました。ポリウレタンフォーム/ソフトシリコンドレッシング材は剥がれることはなかったのですが、頻回の観察が必要でしたので2日毎の交換としました。褥瘡部の深達度が「浅い褥瘡」と判断しましたので、交換間隔を2回/週としました。

③ 22日経過　治癒した褥瘡

d0-e0s0i0g0n0p0：0点

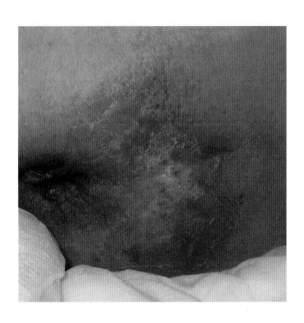

▶ アセスメントのポイント

　治癒過程の判定に準じて、皮膚欠損・発赤がなく皮膚損傷がないため「治癒」と判断しました。滲出液、局所の炎症徴候は認められません。壊死組織は認められません。

　肉芽組織は、創が治癒した場合に準じます。

▶ 処置・ケアの内容

　22日目に褥瘡は治癒しました。治癒した皮膚は乾燥が著明です。そのため、保湿を十分に行い、褥瘡の再発防止に努めました。

索引

症例写真でエクササイズ

DESIGN-R®2020 つけ方マスター

2023年9月4日　第1版第1刷発行	編　著　田中　マキ子
	栁井　幸恵
	発行者　有賀　洋文
	発行所　株式会社　照林社
	〒112-0002
	東京都文京区小石川2丁目3-23
	電話　03-3815-4921（編集）
	03-5689-7377（営業）
	https://www.shorinsha.co.jp/
	印刷所　共同印刷株式会社

●本書に掲載された著作物（記事・写真・イラスト等）の翻訳・複写・転載・データベースへの取り込み、および送信に関する許諾権は、照林社が保有します。

●本書の無断複写は、著作権法上の例外を除き禁じられています。本書を複写される場合は、事前に許諾を受けてください。また、本書をスキャンしてPDF化するなどの電子化は、私的使用に限り著作権法上認められていますが、代行業者等の第三者による電子データ化および書籍化は、いかなる場合も認められていません。

●万一、落丁・乱丁などの不良品がございましたら、「制作部」あてにお送りください。送料小社負担にて良品とお取り替えいたします（制作部☎0120-87-1174）。

検印省略（定価はカバーに表示してあります）
ISBN978-4-7965-2596-1
©Makiko Tanaka, Yukie Yanai/2023/Printed in Japan